7日間で手に入れる
スタンフォード式

ぐっすり睡眠

プロローグ

慢性的な「寝不足」を抱えるあなたへ

昨日はぐっすり眠れましたか？

「はい、ぐっすり眠れて、スッキリ目覚めました」

と、言い切れる方は、心身ともに健康的な毎日を過ごしていると思います。反対に、

「いいえ、寝つきも悪くて、朝も寝起きが悪くて困っています。昼間も眠くて頭がボーッとするときがあります」

と、答えた方は、疲れが取れずに心身共にスッキリしない日々を送っているのではないでしょうか。

ヒトは人生の約３分の１が眠っている時間だと言われています。それだけヒトにとって睡眠は心身の健康に直結するものなのです。

このあと詳しくお話していきますが、睡眠不足が続くと、「脳梗塞、心筋梗塞、糖尿病、がん、うつ病」にかかる率が高まります。

また病気にならずとも、スッキリ目覚められずに昼間、眠気が襲ってしまい仕事や家事のパフォーマンスが落ちてしまうことも増えるでしょう。

このような慢性的な寝不足状態を「睡眠負債」と言います。睡眠に関しては、平日の睡眠不足を週末に「寝だめ」することで補うことはできません。その日に必要な睡眠時間は、その日のうちにとらなければダメなのです。

そこで、慢性的な寝不足を抱える方々に、どのようにすれば「ぐっすり睡眠」「スッキリ目覚め」ができるのか、睡眠に関する第一人者であり『スタンフォード式　最高の睡眠』の著者である西野精治先生監修のもと、睡眠に関するさまざまなアプローチ&メソッドをお伝えします。

また、今すぐ実践できるように、フィットネス音声アプリと連動したプログラムも用意しました。今日から「ぐっすり睡眠」を目指して、ご自分にピッタリくる方法を試してみてください。

睡眠の質は、人生の質と同じです。1日の疲れを取り去り、朝、幸せな気持ちでスッキリ目覚める毎日……。お金で買えない幸せは、ぐっすり睡眠あればこそ。

さっそく、心地良い眠りを手に入れましょう！

あなたの隠れ睡眠負債をチェック！

【隠れ睡眠チェック】

あてはまった項目の点数の合計点を出しましょう。

1. 休日の睡眠時間が平日より2時間以上長い　3点
2. 気が付くと電車やソファで、うたた寝をしてしまう　1点
3. ベッドに入るとすぐに眠りに落ちる　1点
4. 朝目覚めるのが辛く、スッキリ感がない　1点
5. 午前中に眠くなることがある　1点
6. 目覚ましをかけないと起きれない　1点
7. 週に3日以上異なった時間に眠る　1点

〈解説〉

隠れ睡眠負債　9点——破産寸前

「睡眠負債」を抱えすぎ、破産寸前です。あなたの健康を害する前に十分休息をとってください。

隠れ睡眠負債　6点以上——睡眠負債がある

睡眠不足が続いて、かなり「睡眠負債」を抱えています。そもそもぐっすり睡眠できる環境が整っていないのかも。脳もカラダも悲鳴をあげている状態と言えます。自分がなぜぐっすり睡眠できないのか、原因を探って、改善策を実践してみましょう。

隠れ睡眠負債　3点以上——可能性大

気づかないうちに「睡眠負債」を抱えているかも。特に「午前中に眠くなることがある」「週に3日以上異なった時間に眠る」の項目が当てはまる人は、今すぐ睡眠環境を改善する必要があると言えます。

隠れ睡眠負債　1点以上——予備軍

ときどき寝不足になるときはありますが、ほぼほぼ、良い睡眠がとれていると言えます。ただ、仕事が忙しくなったり、ストレスがたまるとぐっすり睡眠ができないことが増えるかも。意識して、ぐっすり睡眠ができる環境を整えるようにしましょう。

隠れ睡眠負債　0点——理想状態

ぐっすり睡眠ができています。いつも頭もカラダもすっきりと目覚め、疲れがとれているのではないでしょうか。自分が心地良い眠りにつけるように、本書で紹介したメソッドを積極的に取り入れてみてください。

第3章　ぐっすり睡眠を妨げるタブー7

第4章

ぐっすり睡眠を目指すための7days メソッド

コラム

「エピローグ」

第1章

ぐっすり睡眠のための「黄金のスリープサイクル」

世界でも有数の睡眠不足大国

皆さんの就寝時間はどれくらいでしょうか？　遅くまで仕事に追われ、帰宅後に汗を流して食事をしたらあっという間に時間が経っていて、もう寝ないと朝起きられない、と睡眠不足が続いていたりしませんか？

実は海外と比べると日本は睡眠不足大国と言われていて、ある調査では、フランスの平均睡眠時間8・7時間、アメリカの平均睡眠時間7・5時間に対し、日本の平均睡眠時間は6・5時間となっています。

平均値で算出してこの数字ですが、厚生労働省の調査によると、実際に6時間未満の睡眠の人が約40％という状況になっています。6時間未満の睡眠時間とは、アメリカでは短時間睡眠と呼ばれている数値なのです。

環境や生活スタイルによって個人差がありますが、本書の監修者であるスタンフォード大学・西野精治教授をはじめとした研究者の調査では、6時間未満の睡眠時間の日本人も、実際には7・2時間の睡眠を欲しています（左図参照）。

この本来、確保したい睡眠時間と、実際の睡眠時間の差も諸外国に比べて大きい数字となっています。

主要都市の平日の理想の睡眠時間と実際の睡眠時間

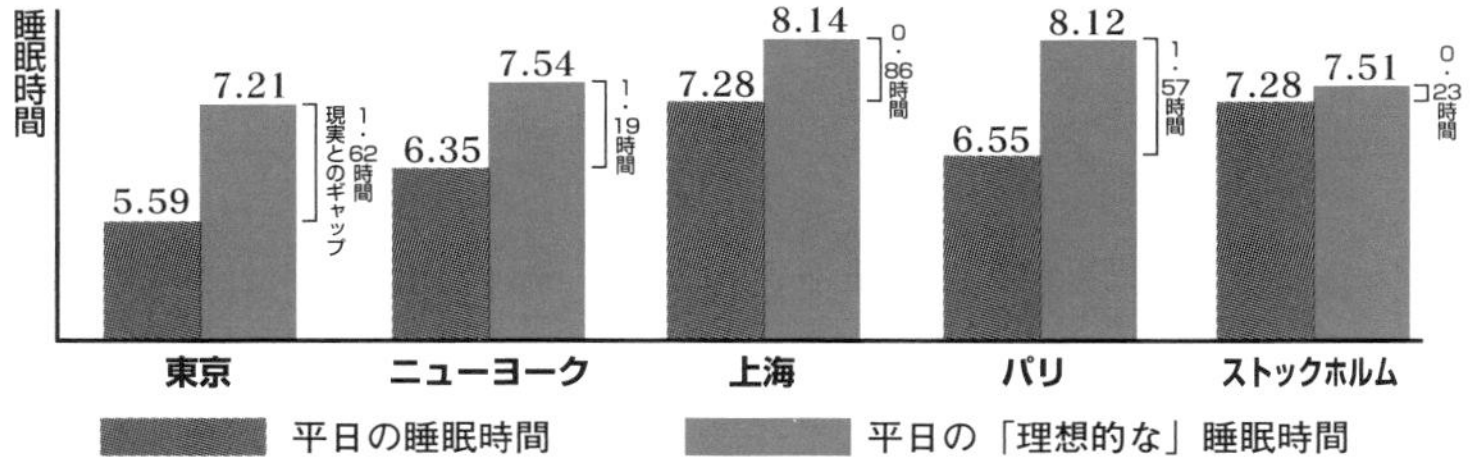

（出典）『スタンフォード式　最高の睡眠』（サンマーク出版）p33の図2より改変

さらにNHKが1960年代から継続的に行っている調査において、調査開始当初は8・25時間ぐらいの睡眠時間であったことを考えると、7・2時間の睡眠時間は当時から1時間近く短くなっています。

また、都会では睡眠時間が短い傾向があり、東京に限っていえば平日の平均睡眠時間は5・59時間まで減少しています（上図参照）。これは、世界的に見てもダントツに低い数字です。

昔は10時前に寝る人が75%近くという数字でしたが、現在は24%となっており、10時以降に寝るヒトの割合と完全に数字が逆転してしまいました。昔より、朝起きる時間は少し遅くなっていますが、寝る時間が遅くなっており、やはり平均すると睡眠時間が1時間近く減ってしまっています。現代の日本は圧倒的な睡眠不足大国なのです。

慢性的に睡眠時間が足りていない睡眠不足状態をスタンフォード大学の研究では「睡眠負債」と呼んでいます。負債ということはつまり、睡眠が不足している状態は眠りの借金をしているということ。お金と同じく睡眠負債が膨れ上がると、体や脳のパフォーマンスに大きな影響を及ぼすことになります。

コラム

自慢できない一等賞：世界一睡眠時間が短い日本人

column

日本人の睡眠時間は、どの調査に置いてもワースト1位、あるいは2位です。

OECD（経済協力開発機構）での報告では最下位の常連で、一時は韓国に抜かれてワースト2位になったものの、2018年に再びワースト1位（7時間22分）に返り咲きました。睡眠時間の調査は、それぞれで調査方法が異なるので、異なる調査間で時間そのものを比較してもあまり意味がありません。

たとえば、厚生労働省の2020年の報告では日本人の平均睡眠時間は6時間強で、40代では6時間未満の人が30％強と報告されており、OECDの報告値とは大きく異なります。

一方、同じ調査方法であれば睡眠時間の比較も可能で、なかでもNHKは1960年代から日本人の睡眠時間を継続して調査しており、2010年時点では1960年代に比べ1時間以上も睡眠時間が短くなっています（左図参照）。

この主な要因は就寝時間が遅くなっていることにあり、起床時間も数分ほど遅くなっています

平均睡眠時間

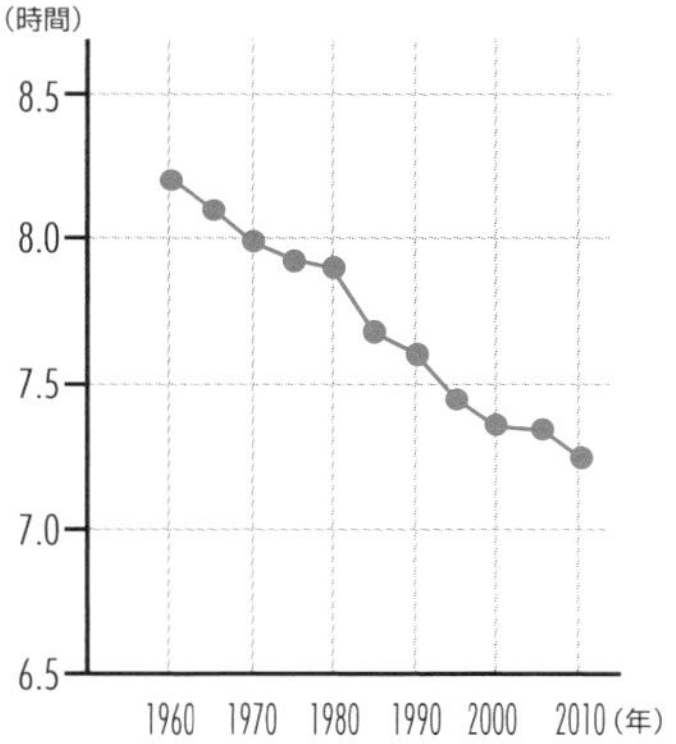

夜10時までの就寝率

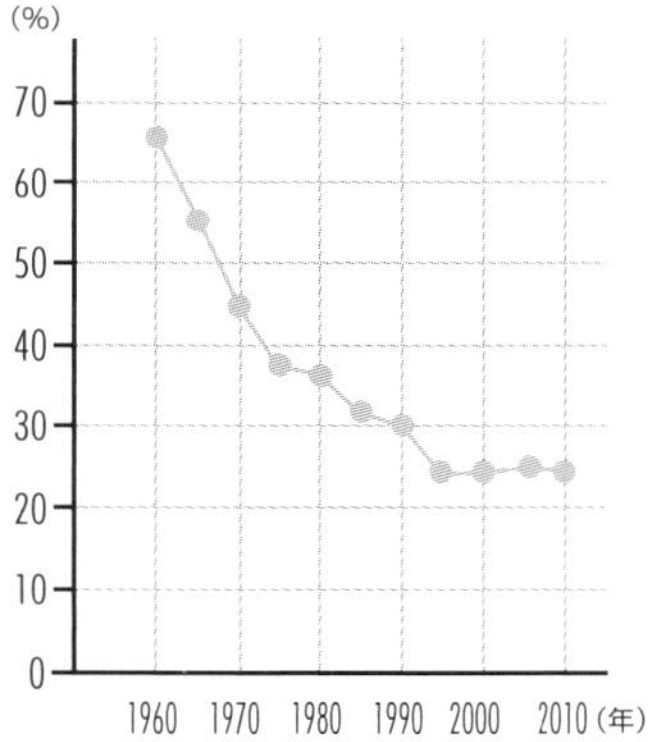

（出典）NHK 国民生活時間調査 2010

が、当然それでは補いきれず、結果として睡眠時間が1時間程度短くなっているのです。

この傾向は子どもも同じで、日本人の子供の睡眠時間の短さは、欧米での危険領域に相当します。

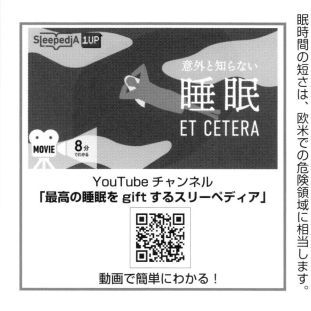

たっぷり睡眠よりぐっすり睡眠が重要

通常、人が睡眠に入ると、まず脳と体の両方が休息状態になるノンレム睡眠が始まり、一定時間が経つと、体は休んだままで脳が活発に動いているレム睡眠に入ります。レム睡眠の時には、鮮明でストーリーのある夢をみることが多いですが、この2つのパターンを1セットとして「睡眠周期」と呼びます。

この周期がおおよそ90分であると誤解されていることが多いのですが、個人差はもちろん、環境や生活リズムなどの影響で同じ個人でも、日によって睡眠の状態というのは変わってきます。

この周期については、80分〜110分ほどのバラつきがあるので、90分周期の睡眠時間を想定して、起床時間を設定しても良い目覚めになるとは限らないのです。

ただし、健康な人では最初のノンレム睡眠→レム睡眠というのは就寝後70分〜100分の間で起こるというのは概ね間違いありません。「黄金の90分」というのはこの最初の深いノンレム睡眠のことで、ここさえ押さえていれば、のちほど述べる睡眠の重要な役割のほとんどを担うことが可能です。特に起床時の睡眠周期を気にせずとも睡眠のパフォーマンスを上げられるということになります。

生活リズムに大きな乱れがなければ、睡眠の周期とともに明け方にはノンレム睡眠の時間が少なくなっていき、レム睡眠が長くなり、自然とすっきり目覚めることができるのです。

睡眠は「ノンレム」と「レム」の繰り返し

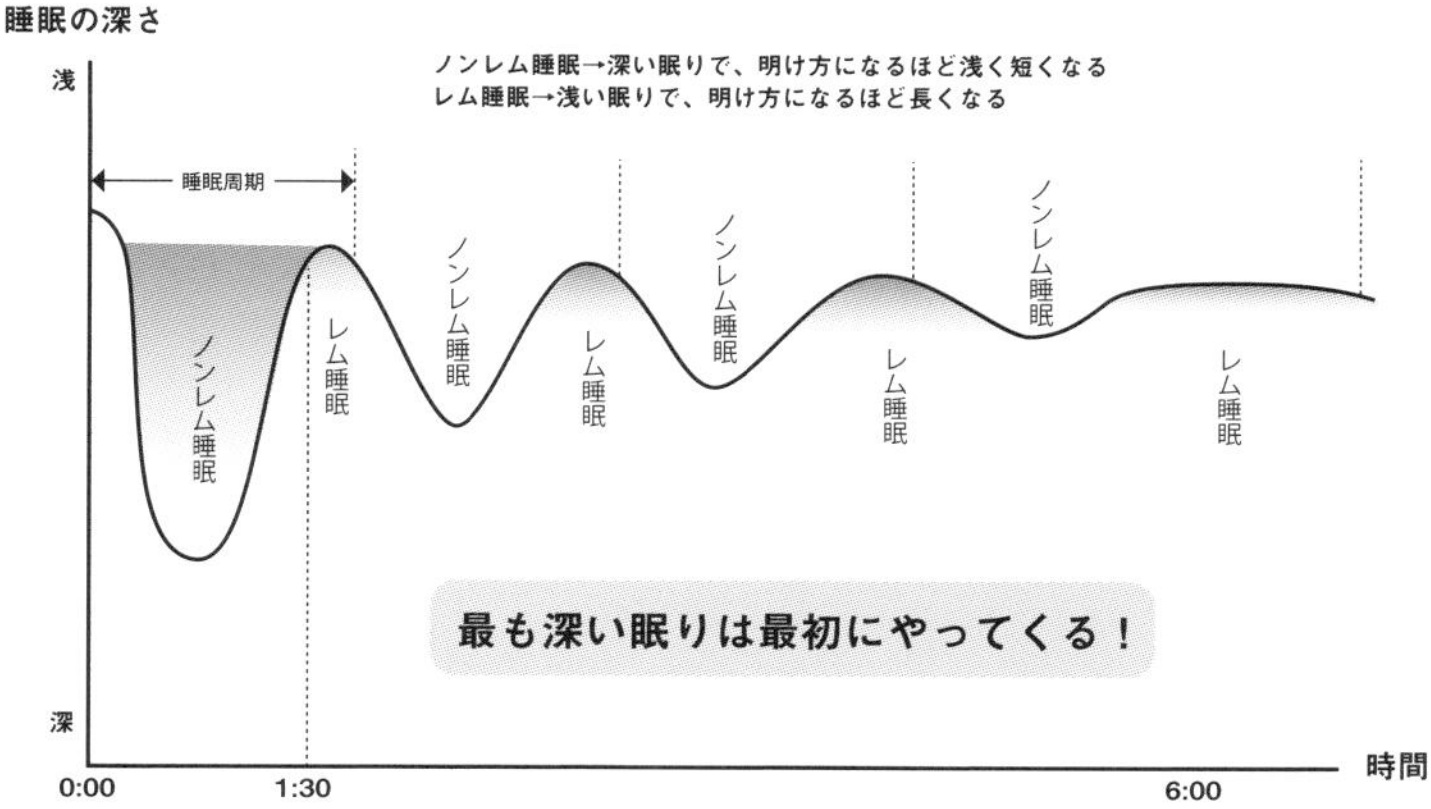

（出典）『スタンフォード式　最高の睡眠』（サンマーク出版）p54 の図５より改変

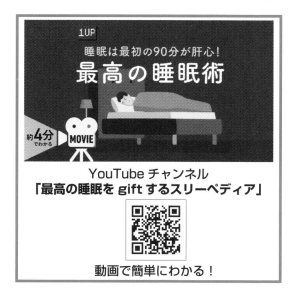

重要なのは最初の睡眠周期をしっかりとることができるかどうか、そして生活リズムを乱さずに正常な睡眠をしっかりとキープできるかどうか、ということでしょう。

コラム

ヒトは何故夢をみるのか？

column

夢の役割に関しては、解明されていないことも多いのですが、神経科学的立場で1つわかっていることは、レム睡眠中に見るようなストーリーがある鮮明な夢においては、大脳皮質で視覚や運動機能をつかさどる脳部位が、あたかも実体験をしている時と同様に活発に活動しているということです。

夢を見ている時に、大脳皮質の運動野（脳の表面部分を大脳皮質といい、そのうち運動のコントロールに関与する領域のこと）が活動していても体が動かないのは、脳幹部（脳の根本の部分で、大脳皮質の運動野から脊髄への連絡路を含みます）で体が動かないように制御しているからです。

新生児や小児にレム睡眠が多いことから、特に脳の発育段階で、夢見体験により歩行など複雑な運動機能のシミュレーションを行っているのでは、という説もあります。レム睡眠中には男性では陰茎の勃起が起こるので、生殖行為のシミュレーションも行っているのではないかと唱える研究者もいます。

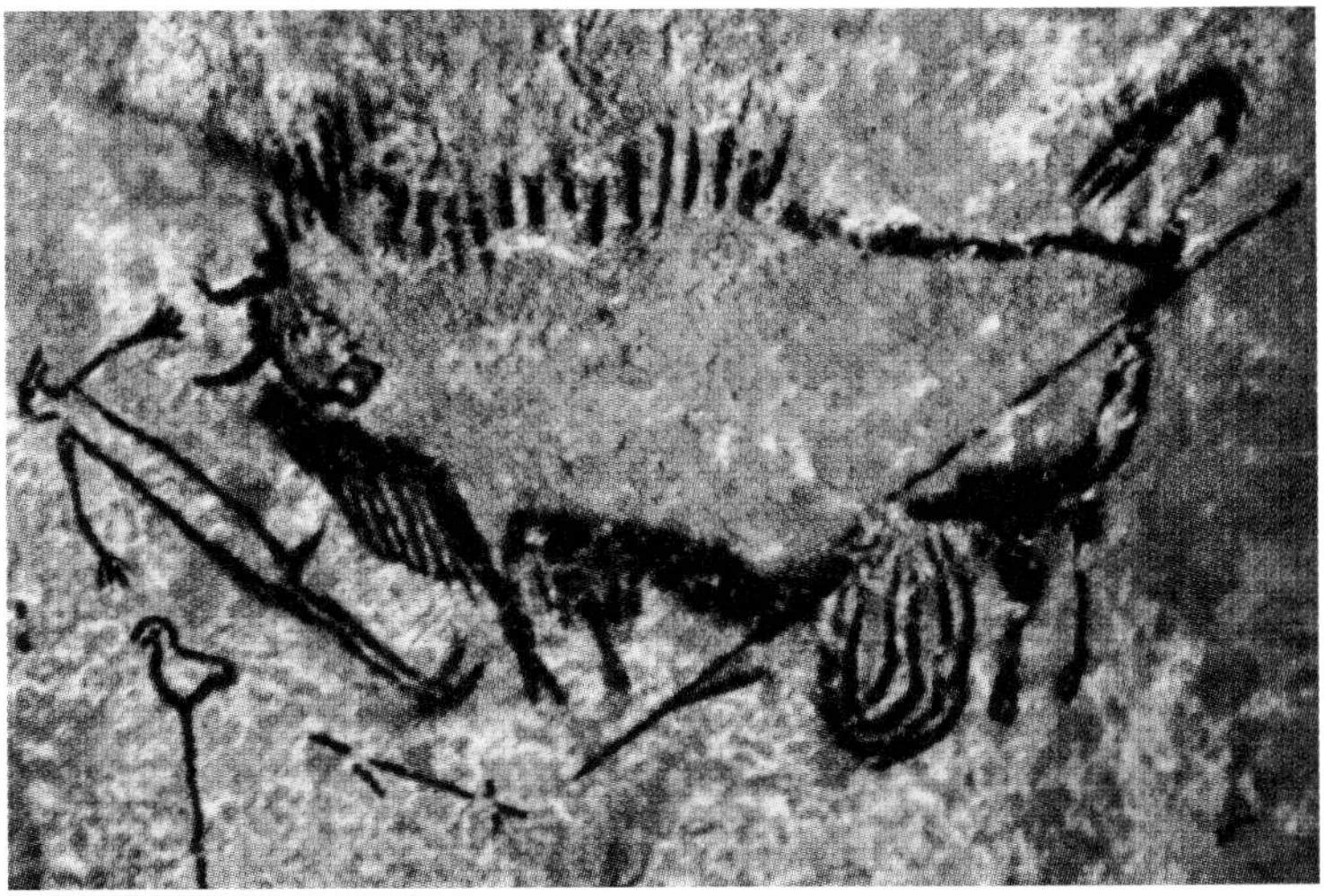

（写真：アフロ）

確かに生殖行為は、種の保存にとって最も重要な行為ですが、その真偽は不明です。レム睡眠中には、記憶の整理・定着も行われていますので、夢は記憶の整理・定着等とも関連がある可能性もあります。

ラスコーの壁画？

フランスの西南部で発見された「ラスコーの壁画」は人類の直接の祖先のクロマニョン人が描いたとされますが、勃起しながら横たわっている男は、その端に描かれている猛獣の夢を見ているのではないかと解釈する研究者もいます。

女性の睡眠時間とシンデレラタイムの嘘

睡眠不足大国の日本ですが、特に共働き世帯の方にとっては仕事以外に育児や家事など負担している人も多く、睡眠不足に陥りやすい環境になっているのではないでしょうか?

基本的なところでいうと、動物などで調べた場合、睡眠時間の雌と雄での差というのはほとんどありません。しかし、人間の場合、第二次性徴が女性の方が早く現れるので、ホルモンバランスなどから一時的に睡眠時間の男女差が生まれてくるということはあります。

成人の男女差の統計では、欧米では女性が男性より睡眠時間が長い一方で、アジア人の女性は男性より短いことがわかっています。

これについては生物学的な要因よりも生活スタイルや文化的な側面が大きいでしょう。専業主婦でなくて共働きとなると、現状においては女性の睡眠時間が男性に比べるとより短くなる傾向があり、それゆえ、日本の女性は世界で睡眠時間が最も短いといっても過言でないと思います。代表的なケースは小さなお子さんがいるワーキングマザーの方々ではないでしょうか。

旧来、日本文化において女性は専業主婦として子育てを中心に家事全般をこなして家を守っているという状況でした。しかし、時代の変化とともに共働きの女性が増え、女性がビジネスシーンでも多く活躍する環境に変わってきています。それでも女性に対する家庭的負担は依然として

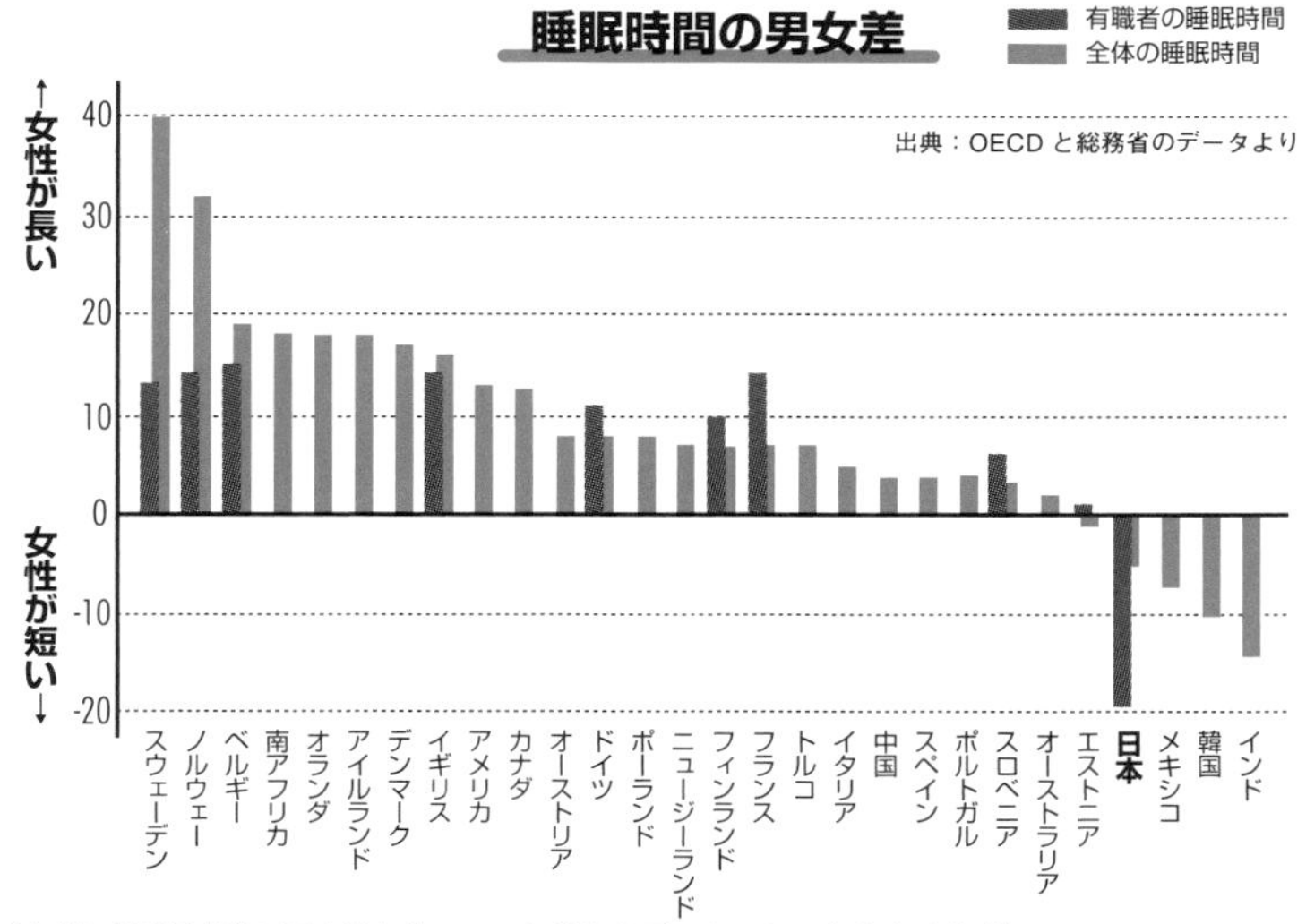

（出典）「睡眠時間の男女差」（OECD と総務省データから三島和夫氏作成）
https://natgeo.nikkeibp.co.jp/atcl/web/15/403964/120700056/?P=2（参照 2020-5-20）

多く、欧米ほど家庭内での夫婦の役割分担が進んでいないということが、この睡眠不足につながっていると思われます。「イクメン」という文化が徐々に支持され始め、男性が育児参加するケースが増えてきました。**女性は生理や妊娠に出産、更年期と年齢問わず性ホルモンや体温の変動と向き合っています。性ホルモンや体温の変化は睡眠の量や質に強い影響を与えます。**女性を労わり、労われる社会の在り方が今後も求められるでしょう。

一方で、不適切な睡眠で死亡率は上がります。男性では40代からその傾向が強くなる一方、女性は70代までは大きく変化しません。女性の平均寿命の長さがここでも見られます。女性は男性に比べ元来タフなのでしょうか？　そういった点も加味すれば、責任感も出て過重勤務になりがちな40代からの男性についても労われる環境づくりが必要です。

特に女性の睡眠問題に関係するキーワードとして「シンデレラタイム」という言葉が美容関係で着目されており、午後10時から午前2時の間に睡眠をとることに効果があるといわれているようです。

この時間に成長ホルモンが分泌されるので体にいいという説ですが、これに関しては医学的な根拠はまったくありません。

成長ホルモンといえば、子どもの発育や骨の成長などに重要な成長物質ですが、大人でも老人でも量自体は減っていきますが分泌されます。

この成長ホルモンの重要な役割は、子どもの発育・成長のみならず、生涯続く体の新陳代謝にあり、睡眠によって休息をとることで体のメンテナンスが行われています。

一番わかりやすいものといえば皮膚でしょうか。皮膚というのは絶えず古い皮膚が少しずつはがれ落ち、新しい皮膚へと生え変わっています。

睡眠に連動して成長ホルモンと構造が近い母性行動や生理に関係しているプロクラチンという成分も分泌されます。

この意味で美容やアンチエイジングと睡眠が結びついているために、午後10時から午前2時の間の「シンデレラタイム」という言葉が広まっていったと思われます。

成長ホルモンの分泌においても、最初のノンレム睡眠→レム睡眠の1セットが重要になってきます。

ここでぐっすりと深い睡眠をとることができれば、必要とされる分泌量の70%～80%を確保することができます。

ただ、気をつけて欲しいのは、大前提として生活リズムがしっかり整っていることが必要だということです。

夜更かしして、明け方に眠りについたり、極端に長時間の昼寝をしたりするなど、日によって睡眠時間や時間帯がバラついていると、入眠直後に深い睡眠が出現せず、成長ホルモンは上手く分泌されません。

コラム

column

睡眠のシンデレラタイムはそもそもなかった

成長ホルモンが睡眠中に分泌されることを見つけたのは日本人の睡眠研究者です。東京大学国立神経科学研究所の高橋康郎先生が１９６８年に米国のワシントン大学に留学中に報告されました。睡眠記録を行いながら、隣室より留置カテーテル（直接血管にカテーテルを挿入し、輸血や薬剤投与のみではなく、血行動態の把握をはじめとして数々の情報を得られる重要なルート）で血液を持続的に採取してホルモンを測定するので、簡単な実験ではありません。

成長ホルモンの分泌は時間依存ではなく睡眠依存で、入眠時の深いノンレム睡眠時にその大部分が急激に放出されることが、最初の論文で報告されています。

シンデレラタイムはおそらく日本独自の都市伝説だと考えられます。私も睡眠研究者ですので、先達の偉大な業績を誤って説明するような都市伝説を広めないように心がけていきたいものです。

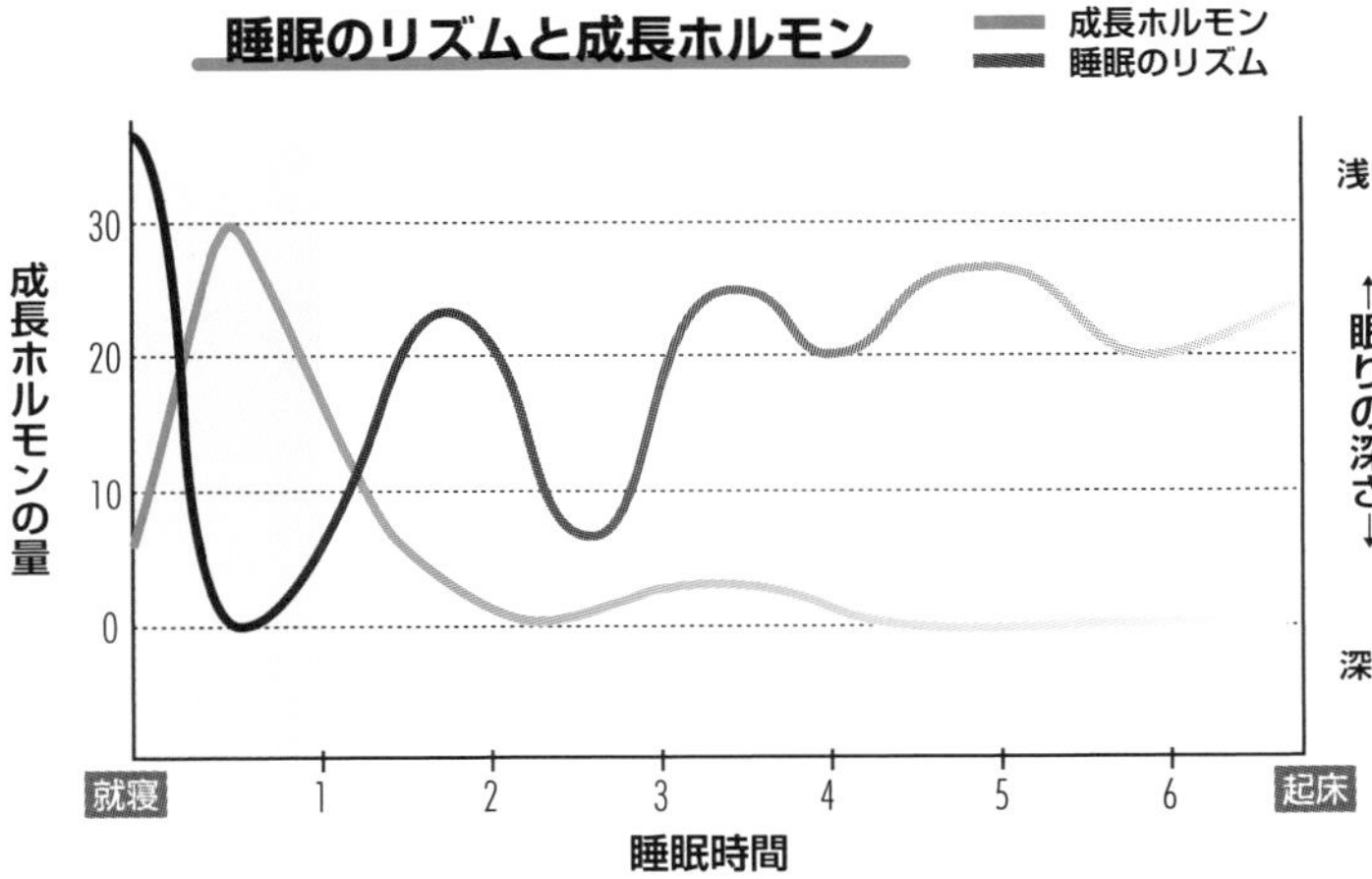

（作図）監修者

成長ホルモンは、眠り始めの最初の 90 分に多く分泌される！

睡眠には「スリープサイクル」があり、最初に深い睡眠、これをノンレム睡眠といい、約 90 分間続きます。その後に浅い睡眠であるレム睡眠が現れ、ノンレム睡眠とレム睡眠で 1 周期となり、これが 4 ～ 5 回繰り返されます。成長ホルモンはその眠り始めの最初の 90 分に最も多く分泌されます。

シフト勤務とどう向き合うか

朝晩のサイクルがある程度一定で働いている人がいる一方、不規則な勤務時間や、生活リズムがバラバラの人はどうでしょうか。昼夜問わない職種だったり、深夜帯のハードワークに就いている人もいるでしょう。

現在の日本では交代制のシフト勤務で働く人が労働者の3割近くになっていると聞きます。その多くが勤務中の眠気や、倦怠感、めまいなどの問題を抱えています。

病院などは日勤、準夜勤、深夜勤の3交代制にしている場合が多く、昼から夜へと徐々に後ろへシフトしていく勤務形態なので負担は軽いですが、産業関連では昼夜2交代を1〜2週間のサイクルで行っているところがあります。

残業手当の節約をはじめとして雇用者側のメリットはありますが、従業員の健康を無視することはできません。**このような勤務状況が長く続いていくと、徐々に不定愁訴（主観的な自覚症状の訴えはあるものの、検査をしても客観的所見が乏しく、原因となる疾患が診断されない状態）が多くなり、リズム障害や睡眠障害が発生することも多くなり、各自のパフォーマンスは低下し、種々の疾患リスクも高くなります。**

医師の場合は当直勤務があります。当直勤務の翌日も通常勤務があり、休みでないことがほと

夜勤明けの状態は集中力や判断力に影響を与える

タブレットに出現する図形への反応時間（単調作業への反応時間）

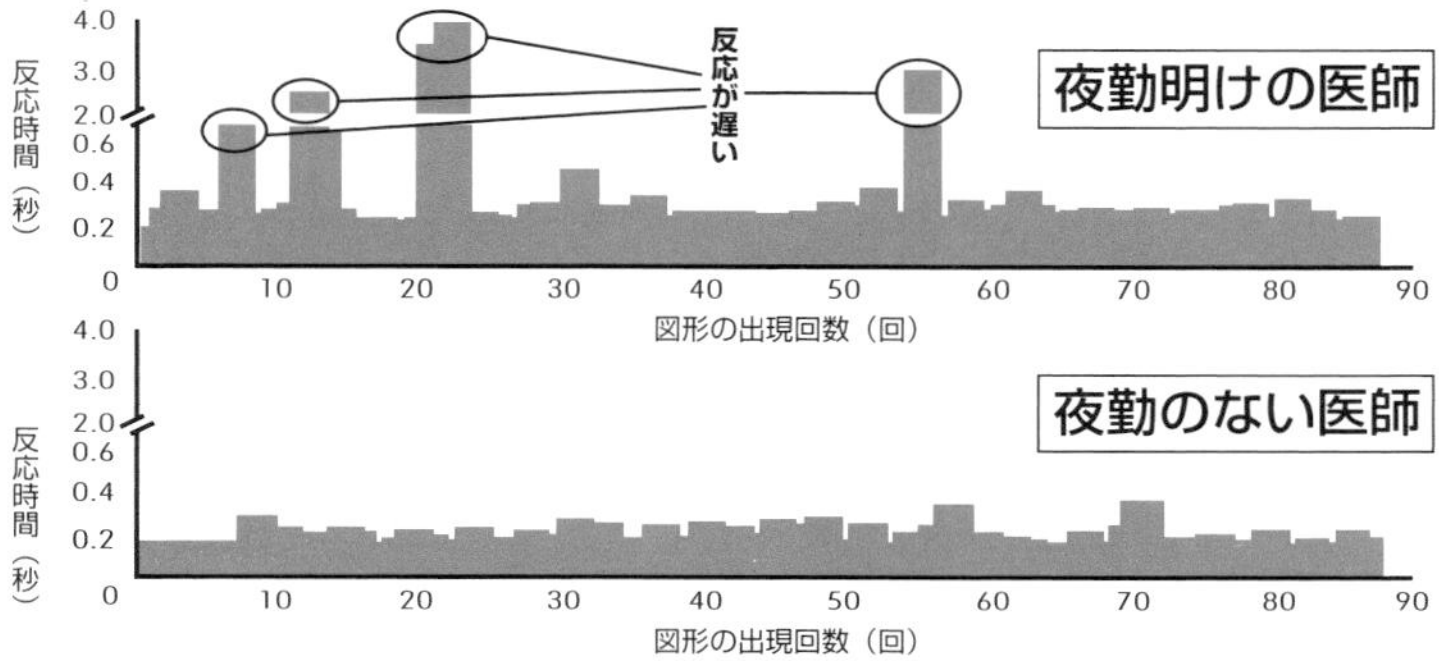

（出典）『スタンフォード式　最高の睡眠』（サンマーク出版）p29の図1より改変

んどです。米国での実験ですが、夜勤明けの業務中だった医師と通常業務のみの医師20名の覚醒状況を比較しました。タブレットの画面に丸い図形が約90回ランダムで出現する画像を5分間見て、図形が出るたびにボタンを押すという、非常に単調ですがそれ故に眠気を誘う作業です。

結果、夜勤明けの医師は約90回のうち、3、4回ほど反応できないことがありました（上図参照）。これは数秒間の間、マイクロスリープといわれる瞬間的な居眠り状態になっていたためです。これは脳を守るための防御反応ともいわれているのですが、夜勤明けの状態での勤務は集中力、判断力に悪影響を与えます。

シフト勤務自体を失くすことは不可能ですが、体には大きな負担がかかります。生体リズムをシミュレーションするための数理モデルなどを用いて、高いパフォーマンスを保ちながら体の負担を少しでも軽減できるようなシフトを考案し、導入する方が結果的に経済損失も少なくなるでしょう。

コラム

米国の医学生が目指す R.O.A.D. とは

夜勤明けの医師の就業時間中のマイクロスリープの話を紹介しましたが、この話を聞いて、診察中に居眠りをする医師には診てほしくない、と苦情を言われる方もおられるかもしれません。しかし、これには医師を責めることができない事情があります。医師の夜勤は、その病院の入院患者さんの状況をよく知っている日勤の医師が交代で入ることが多く、夜勤の翌日も通常勤務があるので、むしろその勤務体系に問題があると思われます。

夜勤のない科というのは入院患者さんがいない（少ない）科で、米国では R.O.A.D. と呼ばれますが、それは Radiology（放射線科）、Ophthalmology（眼科）、Anesthesiology（麻酔科）、Dermatology（皮膚科）の頭文字です。

近年、結婚している人は家族と共に過ごす時間も大切と考えている医師も多くなり、過重勤務は敬遠されるようになり、医学生の間でも R.O.A.D. の人気が高まっています。

column

米国の場合、国家試験後、その成績で研修科も含めてのマッチングがなされるため、国家試験で好成績を取らないと希望の科に進めず、人気のある科の競争率も高くなっています。

過重勤務が敬遠される傾向は日本でも顕著になってきており、産婦人科や小児科の入局希望者が少なくなっていると聞きます。夜勤の医師の勤務体系の見直しも含めて、その対策は容易ではありません。

column

時差に対する順応

ちょっとした旅行ではなく、海外での労働や留学など様々な形で海外に長期滞在する人は増えてきました。特に大変なのは日本と海外を行ったり来たりすることが多いと体のリズムの調節は難しくなります。

シフト勤務とはまた違った形で睡眠時間がずれていくのが時差ぼけです。夜行性のネズミを使った実験で、昼夜を逆転させ、昼の時間帯にあえて暗い場所で飼育し夜間の状態を作り、夜間は明るくしてみると、最終的には昼の時間帯に活動するネズミになります。

しかし、このように昼に活動するネズミになるまでにはかなりの日数がかかります。一度ずれた睡眠サイクルを再び同調させるには、1日1時間の調整が限界で、昼夜12時間逆転させた場合では、再度同調するまで12日間ほどかかることになります。

これは人間も同じで、海外など時差が発生する場所に訪れた際、いきなり現地の時間に合わせてスケジュールを組むと、日本時間の夜中に活動していることになるので、昼間の眠気や倦怠感などの不調が現れます。

人間の体温のリズムは、昼間にかけて上昇し、夜にかけて徐々に低くなっていきます。ところ

サンフランシスコと東京の時差と体温の変化

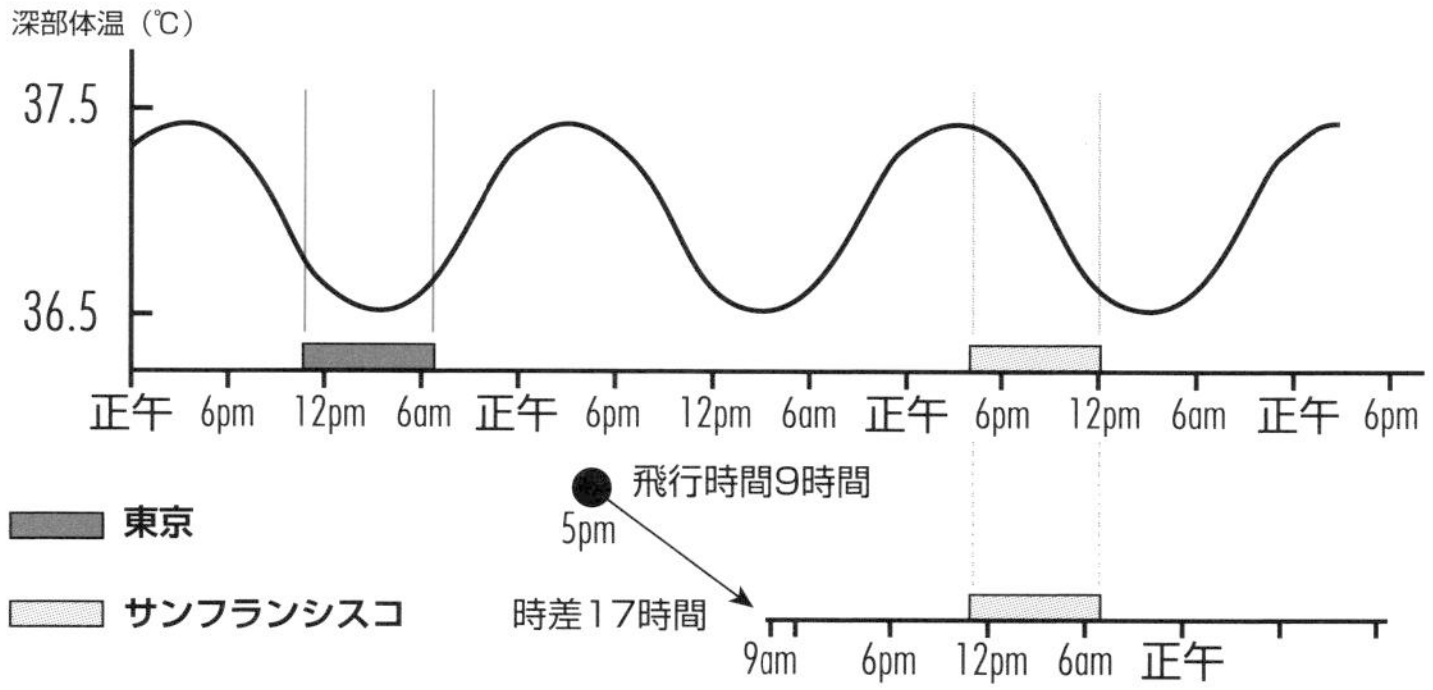

（出典）西野精治「トライアスリートはいかにして時差と付き合うべきか【特集：トライアスロンと旅】」より改変

が時差が違う環境に行くと、この体温変化のリズムが狂ってしまうために時差ぼけという現象が発生します。

海外への渡航が船しかなかった時代は、長期間の移動で時差の変化がゆっくりで体が慣らされるため、時差ぼけになることはありませんでした。

ところが、飛行機によって短時間に時差がある地域に移動する手段が確立されました。急激な体温変化があったり、日照時間もまちまちだったりと生活圏と環境が違う場所に行くわけです。

体のリズムが狂ってしまい、本来ならば起きている時間に体温が下がって体がだるくなったり、就寝前なのに体温が上がり、目が冴えてしまうなど変調をきたし、うまく眠れなくなってしまいます。

また、土地ごとの生活スタイルがあり、あまり渡航経験がない人や繊細な人はちょっとしたストレスが重なり、睡眠時間が不規則になるといったこともあるでしょう。

昼夜の逆転だけでなく、環境の変化における体の不調も睡眠に影響を及ぼす可能性があります。

サンフランシスコへの渡航を例にあげると、東京とサンフランシスコの時差は約17時間、サマータイムなどで多少は変動がありますが、東京の方がサンフランシスコより時計が進んでいます。

サンフランシスコ時間で午前10時には、日本から渡航してきた人の体内時計は午前3時。観光旅行の際など、気分が高揚している時は眠気を感じないかもしれません。

一日観光して現地の夜に就寝しようとすると、体は日本時間の正午の時間帯になっているため体温が高く、どうしても寝られない状況になり、体調を崩していきます。

時差の再同調は、24時間を単位として合わせやすい方向にずれるので、プラス17時間に同調するのではなく、マイナス7時間の方にずれていきます。ですから、サンフランシスコ渡航後、体を現地時間に慣らせようとすると、前進7時間の修正で、約1週間かかります。


しかも前向きに同調する場合（通常東向きの飛行）では、後ろ向きに同調させるよりもつらく、時間が長くかかることが知られています。

仮に再同調に一週間かかり、無理をして現地のリズムに同調させても、帰国後、再び一週間程度は時差ぼけに悩むのですから、短期の滞在で、現地に数カ月単位で滞在するのでなければ無理に時差に対応させるのは、却って体に負担になります。

仕事で短期の滞在の際には、時差を気にせず、できるだけ休養をとり、重要な仕事をランク付けし、それに最善を尽くすというのも一案です。そうすれば、日本に戻って再び時差ぼけに苦しむこともありません。

自分の働き方や、スタイルに合わせて睡眠のリズムを調節するようにしっかりと計画を練ることが大切です。

コラム

航空会社の戦略の変化

column

通常、ファーストクラス・ビジネスクラスの座席数は全体の3割弱程度のことが多いですが、航空会社の売上としては、7割程度も占めます。

従来、これらのクラスの売りは、豪華な機内食やラウンジの使用などでしたが、近年の利用客の調査では、ファーストクラス・ビジネスクラスを選ぶ理由として「席の広さ、フラットシート」が他を引き離して1位になっています。

特にエグゼクティブでは、リラクゼーション・睡眠の欲求が顕著です。それに呼応して、機内での食事も、睡眠を優先して、眠っているときは無理に起こすか、もしくは起こさないでおくか、を事前に聞かれることが多くなっています。そういった背景もあり、ファーストクラス・ビジネスクラスのシートの製造費が最近では一台あたり数百万円から1千万円以上もすると聞きました。確かに高価ですが、毎日、数年間も使用できるのであれば、シート一台に車一台ぐらいの費用をかけても決して無駄ではないように思います。

ビジネス／ファーストクラスを利用する理由（利用経験者のみ）

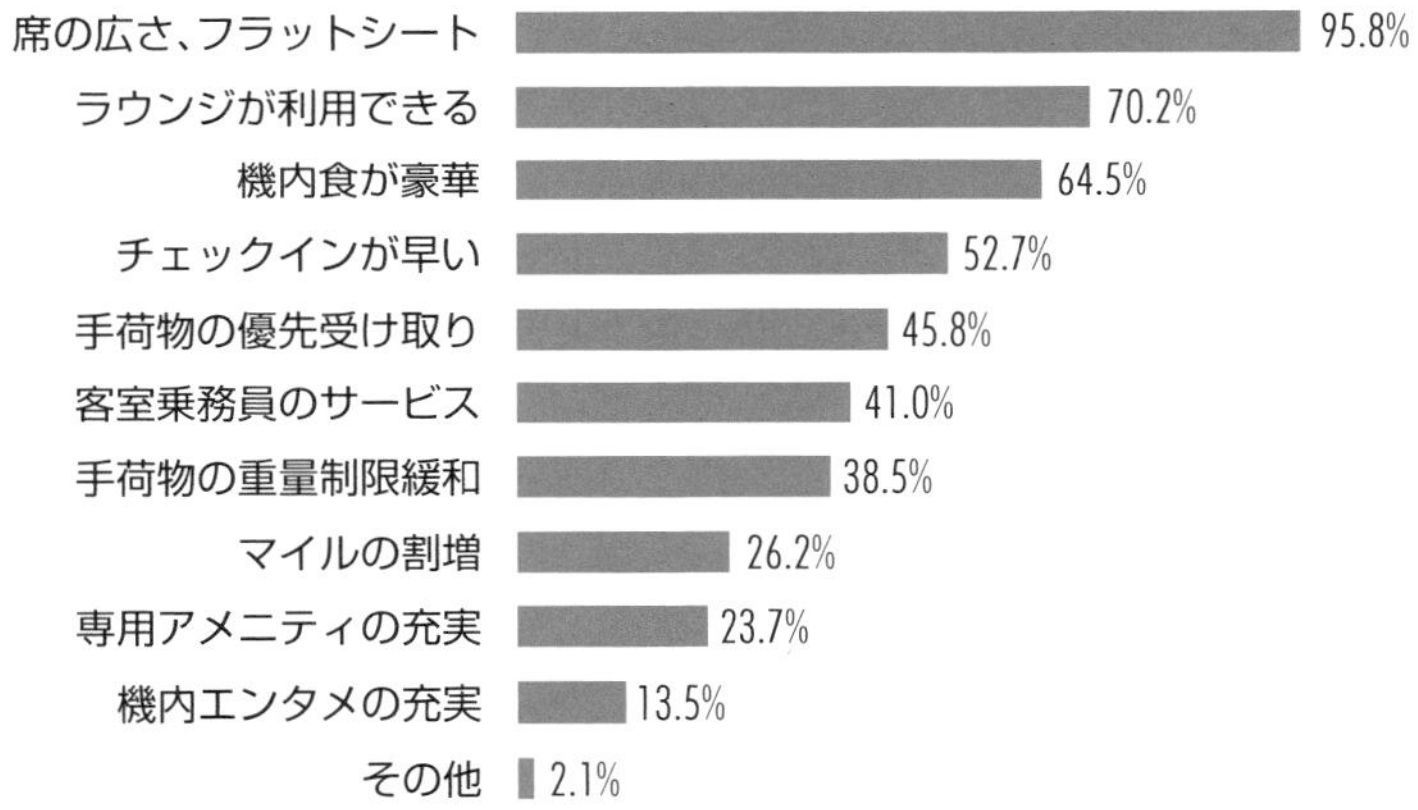

（出典）ビジネスクラス・ファーストクラスに関する調査（DeNA トラベル）
http://skygate.lekumo.biz/press/files/1004release.pdf（参照 2020-5-20）

エグゼクティブは機内でもリラクゼーションを最優先する

第１位「席の広さやフラットシートがあること」という理由からも分かるように、エグゼクティブは機内食やラウンジよりも、移動中のリラクゼーションや睡眠時間の確保を最優先していると言えます。

仮眠のメリットとデメリット

お昼休みが終わって、満腹になったとたん、ついウトウト眠くなった経験はありませんか？勉強や仕事も散漫になってしまい、注意を受けたり失敗した経験がある人もいるのではないでしょうか。

これは「アフタヌーンディップ」と呼ばれている現象で、一番の原因は食事ではなく、眠気の日内変動と慢性的な寝不足によるものです。実際にスタンフォード大学の研究で、昼食後の眠気については生物的にみて直接の因果関係はないという結果も出ています。

実際、休日にいつもより遅くまで寝ていて、睡眠に満足した状態で自然に起きた場合、昼食を食べた後のことを想像してみてください。平日と比べると、眠くならないという人の方が多いのではないでしょうか。

また、日本では通勤通学中の電車内で寝ている人をしばしば見かけますが、海外ではひったくりや置き引きに狙われるので、まずありえないことです。日本は安全だという証しかもしれませんが、それだけ日本人が疲れているという証拠でもあります。

子どもでよく見られるように昼に寝ると夜寝られなくなるのでは、と心配する人もいますが、

仮眠による仕事効率の向上

タブレットに出現する図形への反応計測（単調作業への反応時間）

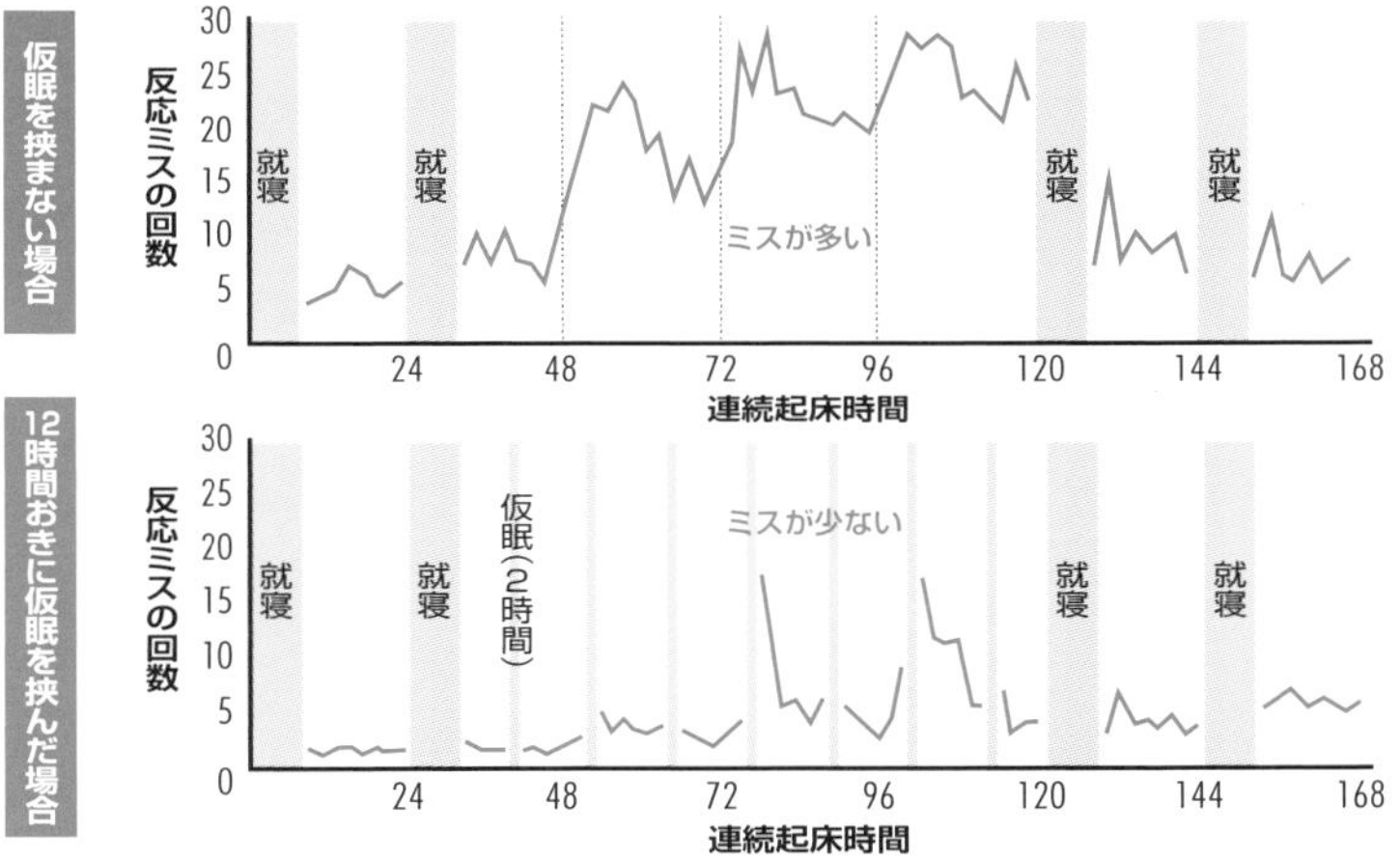

※同じ被験者で計測。反応に時間がかかったり、タブレットのタッチミスなどを「反応ミス」とした。

（出典） Sleep Loss, in Sleep Deprivation: Clinical Issues, Pharmacology and Sleep Loss Effects, C.A. Kishida, Editor. 2005, Marcel Dekker, Inc: New York, NY. p. 39-50., より改変

西野教授は、「眠い時は無理せず寝ても構わない」と語っています。

眠い時は睡眠欲求が上がっている状態で一番深い睡眠に入れますが、我慢するとその後眠れなかったり、眠れたとしても睡眠の質が落ちてしまったりします。**睡眠欲求には周期があり、今我慢したからといって、その後いつでもすぐに入眠できるというわけではありません。短時間の仮眠であっても、仕事のパフォーマンスアップも期待できます。**アメリカ西海岸のGoogleやFacebookのような大手企業も勤務中の仮眠を推奨しています。

前述の夜勤明けの医師と通常勤務の医師に行ったタブレットによる実験で、90時間連続で起きている被験者13人に同様の実験を行った際（上図参照）、体温と比例する日内変動を示しながら、起きてい

昼寝時間と認知症のリスク

昼寝なしを１とした場合の数値

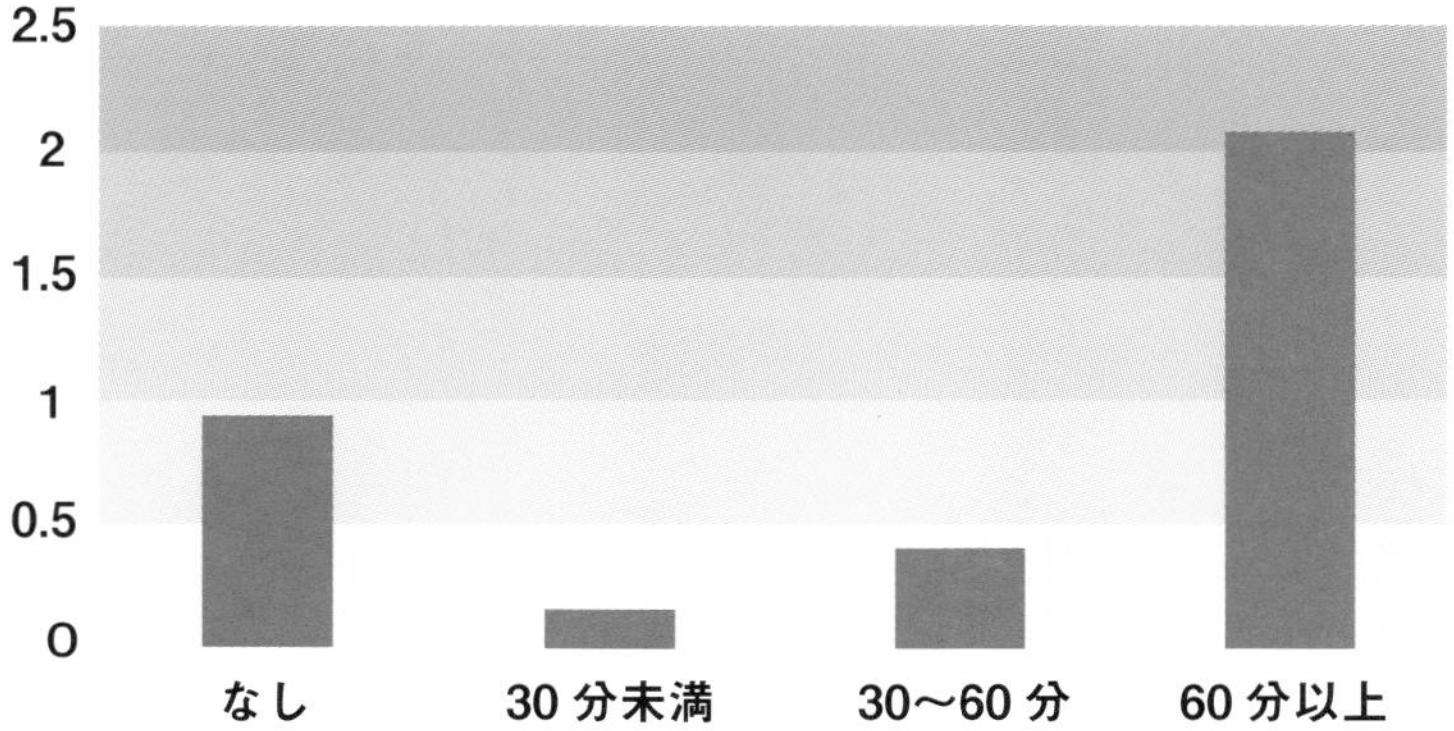

（出典）Asada, H., et al., Association between patient age at the time of surgical treatment for endometriosis and aryl hydrocarbon receptor repressor polymorphism . Fertil Steril, 2009. 92(4): p.1240-2. より改変

る時間が長くなるほど反応は鈍くなりました。

一方で、12時間おきに2時間の睡眠を挟んだところ、かなりミスが減りました。これは極端な実験結果ですが、普通の人でも20分くらいの仮眠であれば充分な効果が期待できます。

ただし、1時間以上のぐっすり仮眠にはデメリットもあります。「睡眠慣性」と呼ばれますが、深い眠りに入ってしまうと、起きた時に頭がしばらく働かないのです。短い昼寝はパフォーマンスを上げるだけでなく、認知症や糖尿病の発症リスクを下げることがわかってきていますが、長い昼寝は病気のリスクにも悪影響を与えることが報告されています。

昼寝の習慣がない人と比べると、習慣的に1時間以上の昼寝をとる人は、認知症の発症率が約2倍となるというデータもあります（上図参照）。

また、「通勤の往復1時間で寝て、睡眠時間が5時間だから計6時間」と考え、「疲れていても電車で眠れる」と考えることは危険です。電車では座っている状態で、熟睡するには向いていない環境のため、休息の取れる睡眠には入らず、睡眠の質はよくありません。

あくまでも緊急措置としての仮眠だということを認識し、電車でつい居眠りしてしまう睡眠環境を見直しましょう。

とはいえ、実際のところは昼寝ができるような環境で働いている人は多くないでしょう。眠気を何とかコントロールし、寝てしまわないようにするための対処法が知りたいという人の方が多いのではないでしょうか。

昼食と午後の眠気については因果関係はないと前述しましたが、他の条件下で空腹状態を維持して常に食欲を欲している状況をつくり、覚醒させる方法もあります。急ぎの仕事や失敗できない重要な案件を抱えているなら、終わるまでは我慢するというのも1つの対処法です。食べないのは辛いという人も、揚げ物のようないわゆる重いメニューではなく、食べやすくて軽めのメニューにすると、倦怠感の抑制に効果があります。

定番ですが、ガムを噛むのも1つの手段です。噛むという動作は脳を活性化させる働きがあるので、眠気の解消につながります。

眠気覚ましにコーヒーを飲むという人もいるかもしれませんが、覚醒作用のあるカフェインは抹茶の方が含有量が高くなっているので、こちらに変えてみるのもいいでしょう。さらに、人間は体温が上がることによって覚醒するので、ホットにして飲むことをオススメします。

コラム

理想の仮眠室

私が大学を卒業した当時、友人がTV局に勤めていたこともあって、TV局では深夜まで編集作業が続くこともあり、職場に仮眠室があることは知っていました。深夜に見学させてもらったこともあります。

そこでは、大部屋に通常サイズの2段ベッドがたくさん配置されており、個々のベッドにカーテンもあって個室のようになっており、プライバシーは完全に保たれていました。オフレコですが、閉鎖空間であったため、深夜まで飲んでしまって帰宅できない際や、2日酔いでの日中の利用者もいたようで、仮眠の効用に関しての評判はそれほど芳しくなかったようです。

私が考える現在の仮眠室の理想モデルは、前のコラムでも書きましたが、飛行機のビジネスクラスの空間です。ビスネスクラスのシートは、隣席とも近く、閉鎖空間ではありませんが、それなりのプライバシーが保たれ、周囲の行動に妨害されることもありません。

完全にフラットにならなくても充分なリクライニングで、個々の座席で照明の調整もでき、オ

column

ンデマンドのビデオを見れたり、音楽を聴けるだけですでに夢心地です。

仮眠室であれば、それほど費用をかけずにビジネスクラスの空間の基本的な機能は装備可能だと思われます。

仮眠をすることで脳の疲労をとり、仕事の効率が上がることはすでに述べてきたとおりです。

社員の仕事の効率をアップしたい企業は、仮眠室のスペースを設けることをオススメします。

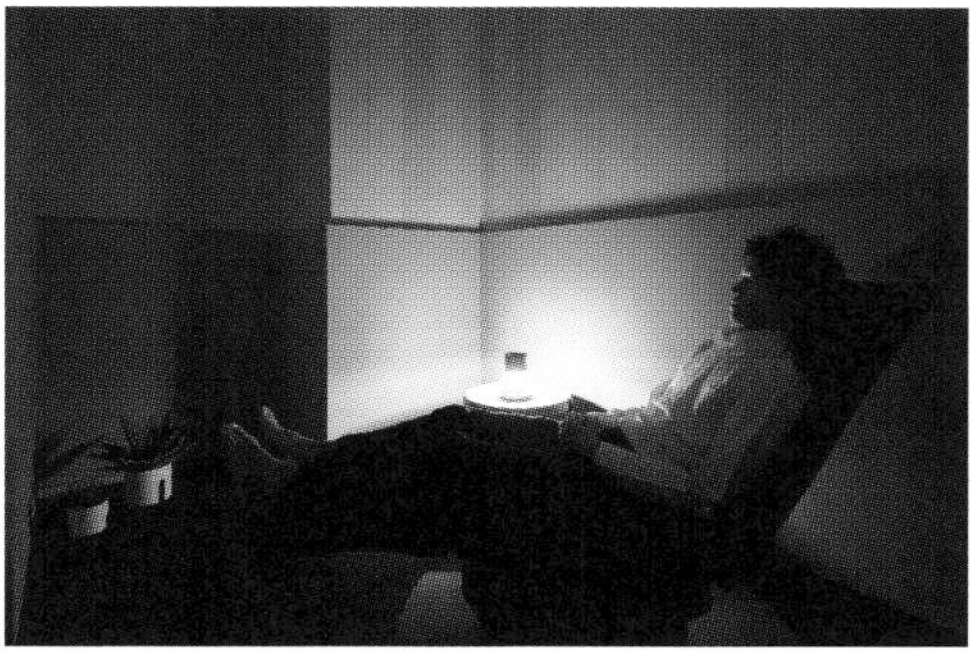

スタンフォード大学西野精治教授監修の仮眠室
『Brain Power Nap』
導入事例：PORTAL POINT-Ebisu-
（恵比寿ガーデンプレイス内にある複合施設）

仮眠の質をあげるには

①仮眠前に深部体温を下げる
冷たい水を飲んだり、靴を脱ぐなど

②仮眠時間は 15 ～ 30 分まで
これ以上長いと身体が本格的に寝る姿勢へと入ってしまい逆にダルくなる

③完全に横にならない。
椅子などにもたれかけて仮眠しないと②と同じく本格的に寝る姿勢に入ってしまう

さらに上質な環境にするには、「香り」「音」「光」「空気（温度や湿度）」の４つの要素をコントロールすることも大事です。

仮眠室導入及び監修に関するお問い合わせは
info@brain-sleep.com まで

睡眠薬は最後の砦

忙しさからなかなか寝られずに睡眠不足の場合もあれば、環境や体の不調、心因的なもので寝られない場合もあります。不眠の症状を改善するために睡眠薬を処方している方もいるのではないでしょうか？

現在、日本で扱われているベンゾジアゼピン系という睡眠薬は、元々は抗不安薬だったもので、脳の鎮静や抗不安作用、入眠作用もあるために使われるようになりました。より新しいタイプの非ベンゾジアゼピン系の睡眠薬も、基本的に作用は同じです。

不眠には多くの原因があるのですが、これらのタイプの薬は、原因が何であれ麻酔薬のように寝かそうというものです。副作用として鎮静作用による健忘や筋弛緩作用によるふらつきなどの問題があります。

さらに、一旦飲み始めると飲まないと寝られなくなるうえに、使用量がどんどん増えていきます。やめようとするとかえって強い不眠や不安にかられ、「反跳性不眠」と呼ばれる、薬なしではほとんど眠れない状態になり、断薬が難しいものとなっていきます。この薬の使用は世界的に見ると減少傾向にありますが、日本では世界でも1、2番目を争うほどの消費量です。

現在では、このような脳の鎮静化ではなく様々な形で入眠をサポートする薬が開発されてき

ており、特に不眠を起こしている原因を探ってその異常を正すという治療法に移りつつあります。まずは生活習慣や睡眠環境の改善などを図り、睡眠薬は最後の手段として考えるようにしましょう（120ページ参照）。

ベンゾジアゼピン系睡眠鎮静剤消費量（2011年）

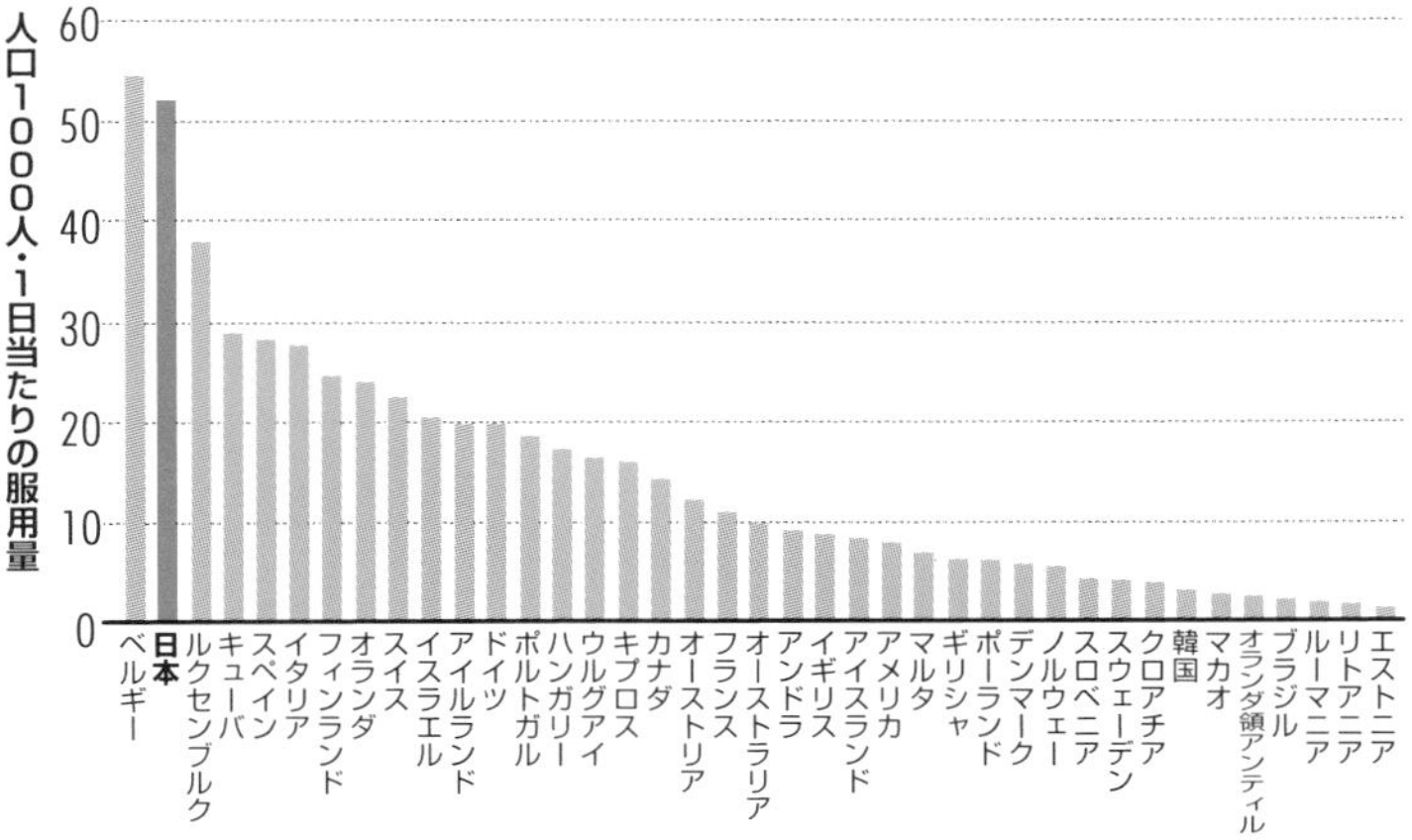

（出典）国際麻薬統制委員会

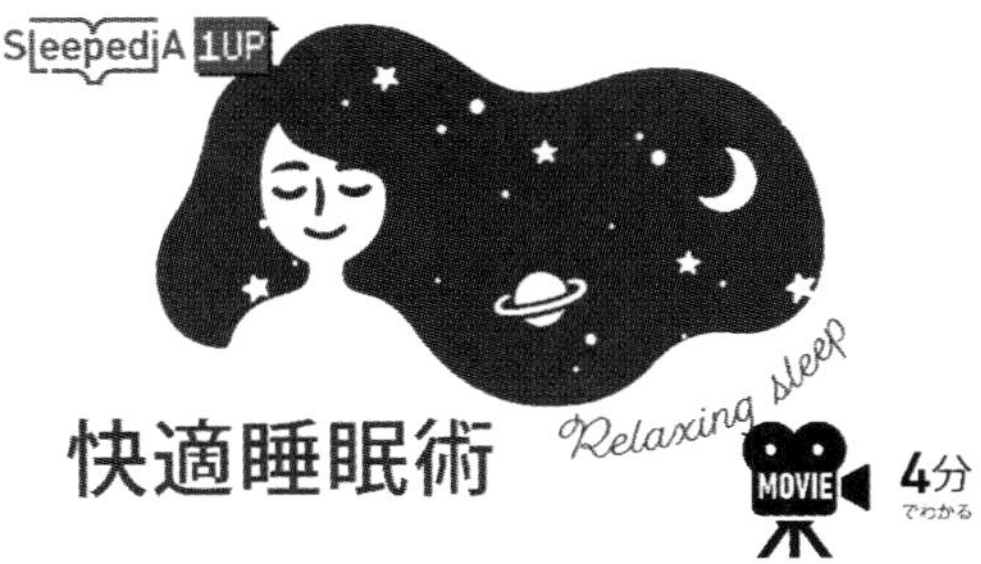
SleepediA 1UP
快適睡眠術
Relaxing sleep
MOVIE
4分
でわかる

YouTube チャンネル
「最高の睡眠を gift するスリーペディア」

動画で簡単にわかる！

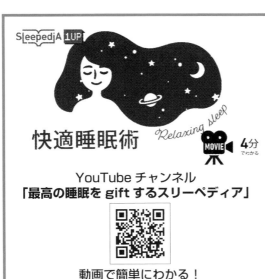

重要なのは無理せず自然にぐっすり睡眠をとれることです。まったく眠れない原因はいろいろありますが、眠りというのはわずかな環境変化でも、不安、身体的要因などの影響を受けるものです。

眠れないからと不安になることがさらなる不眠につながるケースも多くありますので、眠れない時は無理に寝ることに固執せず、まずはリラックスできる環境を心がけましょう。仕事熱心な人は、仕事が終わっても過緊張、過覚醒が持続する傾向があり、それが入眠を妨げます。そういった傾向の人は、オン・オフの切り替えに気をつけ、夕食後はリラックスして単調に過ごすことが大事です。

第2章

ぐっすり睡眠のメリット7

メリット
1
睡眠で免疫力をUP

２０２０年は新型コロナウィルス感染症「COVID-19」の猛威により、全世界で多くの死者を出す事態となりました。日本でも予定されていた東京五輪が延期となり、非常事態宣言が出されるなど、歴史的に見ても非常に特異的な年となっています。

また、COVID-19に限らずとも、過去にはSARS、MERSといったウィルスの猛威もありましたし、インフルエンザは毎年のように問題になっている状況です。

じつは睡眠には免疫力をアップする効果があることが知られています。これらの感染症にまったくかからなくなるというわけではありませんが、予防対策としての重要性だけでなく、風邪を引いた時など、しっかり睡眠をとるということは、じつに理に適った治療法なのです。

睡眠不足になると、体調が悪くなるだけではありません。睡眠不足が続くと病気にかかりやすくなり、回復も遅くなります。昔から体だけは丈夫だったからちょっとやそっと寝ないくらいで、と思っている人ほど危険です。

COVID-19では、抗体検査により不顕性感染（症状が出ず感染したことに気づかない状態）が検査の陽性者の何十倍、何百倍もいるのではないか、と指摘され始めています。この比率をその

インフルエンザと睡眠不足の関係性

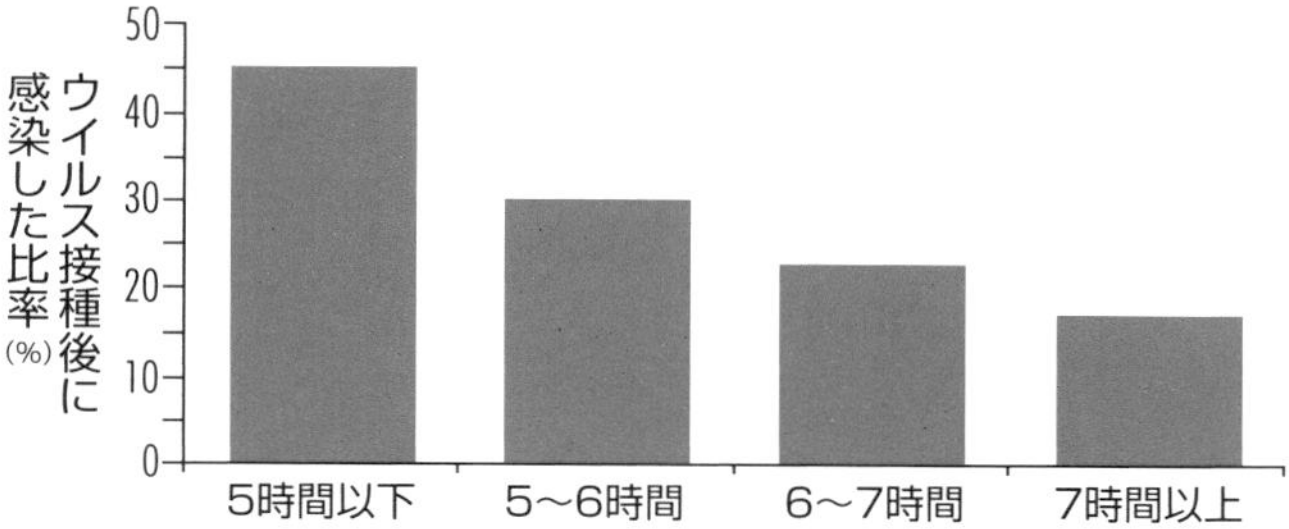

（出典）Prather AA, Janicki-Deverts D, Hall MH, et al. Behaviorally assessed sleep and susceptibility to the common cold. Sleep. 2015；38：1353-9. より改変

まま死亡率に当てはめると、死亡率は0・1％台まで下がり、インフルエンザの死亡率とさほど変わりません。

COVID-19の終息には最長で2、3年かかるかもしれませんが、ワクチン、迅速診断、治療薬が開発されれば、インフルエンザと同程度には対処できるのではないか、といわれています。ただし、それまでに高齢者を中心に多くの犠牲者が出ることは間違いないため、充分に気をつける必要はあります。

人の場合、長期間睡眠不足が続くと、パフォーマンスも免疫力も確実に下がります（上図参照）。米国では、インフルエンザで毎年約2～4万人が亡くなられています。そのため、高齢者でのワクチン接種が推奨され、人口比で4割程度の人がワクチン接種を受けています。

それでも感染者や死亡者が多いため、過去20年来、対策が講じられ、**その結果、免疫力アップには睡眠が重要であるとの報告が相次いでいます。疫学調査やウィルス投与実験によって、睡眠不足の状態では風邪やインフルエンザが**

発症しやすいという報告が出ています。また、睡眠不足ではワクチン接種を行っても抗体ができにくいという報告もあります。

感染初期には、抗体ではなく、免疫細胞が直接感染した細胞を攻撃します。その第1関門で抗原による免疫応答反応ではなく、元来備わっているNK（ナチュラルキラー）細胞（NK細胞は特定の抗原に対して特異的な免疫反応（獲得免疫）を示すのではなく、非特異的な免疫反応（自然免疫）の主要因子として働く細胞傷害性リンパ球の一種であり、特に腫瘍細胞やウイルス感染細胞の排除に重要です）が活躍しますが、そのキラー細胞は、睡眠不足で活性が低下します。ストレスによっても活性が低下し、運動やよく笑うことで活性があがる、とも報告されています。

すなわち健康体で免疫力が向上する、ということです。第1関門で防御できない場合は、抗原による免疫応答反応により、他のキラー細胞を増殖させたり、病原菌を不活化させる抗体を産生させたりすることで、病原体を排除し、治癒に導きます。

したがって、良質な睡眠は、感染予防にも感染からの回復にも重要な役割を果たしているといえます。

非常事態宣言下でリモートワークに切り替えた人も増えていますが、西野教授が代表を務めるブレインスリープ社の調査では、**リモートワークになったことで就寝時間が後ろにずれ、起床時**

間も遅くなるといった夜型の生活になり、睡眠時間は延びていても睡眠の質が悪くなった、という人が多数見られました。

今後、COVID-19の影響が長期化した場合、特に規則正しい生活を心がけ、質のよい睡眠を確保することが重要だと思われます。

こういった状況では、子どもの睡眠も夜型傾向になることが予測されますので、家族ぐるみで睡眠衛生改善に取り組む必要があります。

この取り組みの重要性は、今後、ワクチンや治療薬が開発されても同様です。**感染の予防や、感染からの回復には免疫力がカギであり、少しでも病気にかかりにくく、かつ、病気にかかっても回復できる体をつくるには〝ぐっすり睡眠〟が重要なのです。**

メリット
2
脳の老廃物を取るメカニズムとメリット

代謝によって不必要になったものは老廃物として皮膚からフケや垢として落ちたり、排泄物として体外に出されますが、寝ている間に脳で行われている重要な働きとして、脳にたまった老廃物を除去するというものがあります。

脳というのは直接頭蓋骨に収まっているわけではなく、脳を満たしている脳髄液という液体の中に浸かっている状態です。「脳のプール」ともいえる脳髄液は1日に4回ほど入れ替わっており、脳のクッションとしての機能以外にも重要な役割を果たしています。

古い脳髄液が静脈側に回収される時、老廃物も一緒に排出されているということが最近わかってきました。「グリンパティック・システム」と呼ばれるシステムですが、これは、神経細胞を支え栄養を供給する「グリア細胞」が担うリンパ器官という意味です。すなわち、グリアが脳実質内に脳脊髄液を積極的に取り込み、老廃物を洗い流しているのです。ちなみに脳にはリンパ器官がないため、どのように老廃物が除去されるのかについては、最近まで長い間の謎とされてきました。

脳の老廃物の除去は、神経細胞が活発に働いている覚醒時にも働いているシステムですが、睡

脳の老廃物を洗い流す仕組み

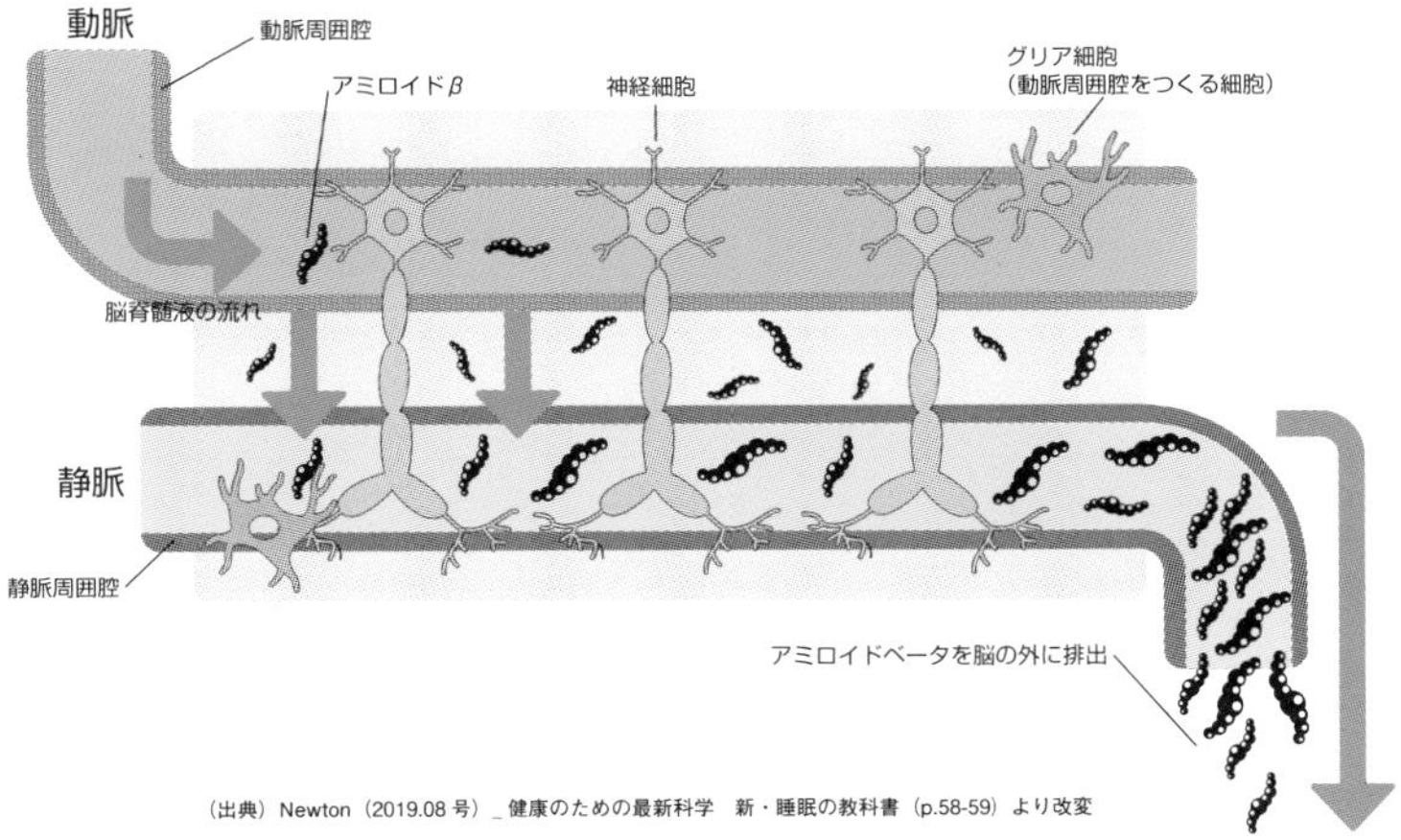

（出典）Newton（2019.08号）＿健康のための最新科学　新・睡眠の教科書（p.58-59）より改変

眠中に活発になることもわかっており、その効率は覚醒時の4倍～10倍にもなります。

例えば野球場で試合中に、飲食した食べちらかしやゴミがイスの周りにあっても、その試合中には掃除できません。「グリンパティック・システム」は、試合が終わった後に、観客がいなくなったところで、ホースなども使って効率よく掃除するというイメージでしょうか。

起きている時には、脳に対する刺激が多く、絶えず老廃物が産生されますので、なかなか効率よく脳の掃除ができません。眠っている時は老廃物の産生も少なく、脳を掃除する貴重な機会となるのです。

アミロイドβは、脳内で作用を有する蛋白が使用された後の断片ですが、それがうまく分解されずに沈着してしまうと、アルツハイマー等の認知症の発症にも関わってきます。

睡眠不足が認知症に直接つながるわけではありませんが、元来リスクの高い人が、若い時から慢性的な睡眠不足になり老廃物が溜まってしまうことは、脳へのダメージとなります（前ページ図参照）。

1日や2日の徹夜であれば、その後ぐっすり眠ればこういったダメージは回復しますが、慢性的な睡眠不足による脳のダメージは元には戻りません。

また高齢では、よりダメージも大きくなります。少しでもリスクを減らすために、ぐっすり睡眠が重要になるのです。

メリット3

「自律神経が整う」ことにより、脳と体が元気に

現代は様々な環境や仕事によって睡眠時間が不安定になる要素が多くなっています。平日と週末で極端に睡眠時間が違ったり、床に就く時間がバラバラだったりと生活のリズムは乱れがちです。**睡眠、覚醒は表裏一体で、生活にメリハリをもたらします。これには自律神経の働きや生体リズムが関わっており、昼間は交感神経が優位になります。血糖値と血圧、脈拍の上昇により筋肉と心臓の動きが活発になって、体が活動的な状態になっていきます。**日が明けて活動期には、体温の上昇や、活動性のホルモンであるコルチゾールの分泌も高まります。逆に、食事の後やノンレム睡眠中は副交感神経が活発になり、リラックスした状態になります。さらに食後は胃腸の働きを活発にして消化や排せつを促してくれます。**この副交感神経があまり働かなくなってしまうと体と脳が疲労し、胃腸も働かないので食欲不振や便秘といった状況になることも考えられるので注意が必要です。いわゆる自律神経失調症です。**

睡眠は記憶の定着や整理と関係があるということがわかっており、学習後にしっかりと寝ることで記憶として脳に定着していくという知見が得られています。レム睡眠中や最初の深いノンレム睡眠中には嫌な記憶を消す働きがありストレスを軽減してくれます。

交感神経・副交感神経の模式図

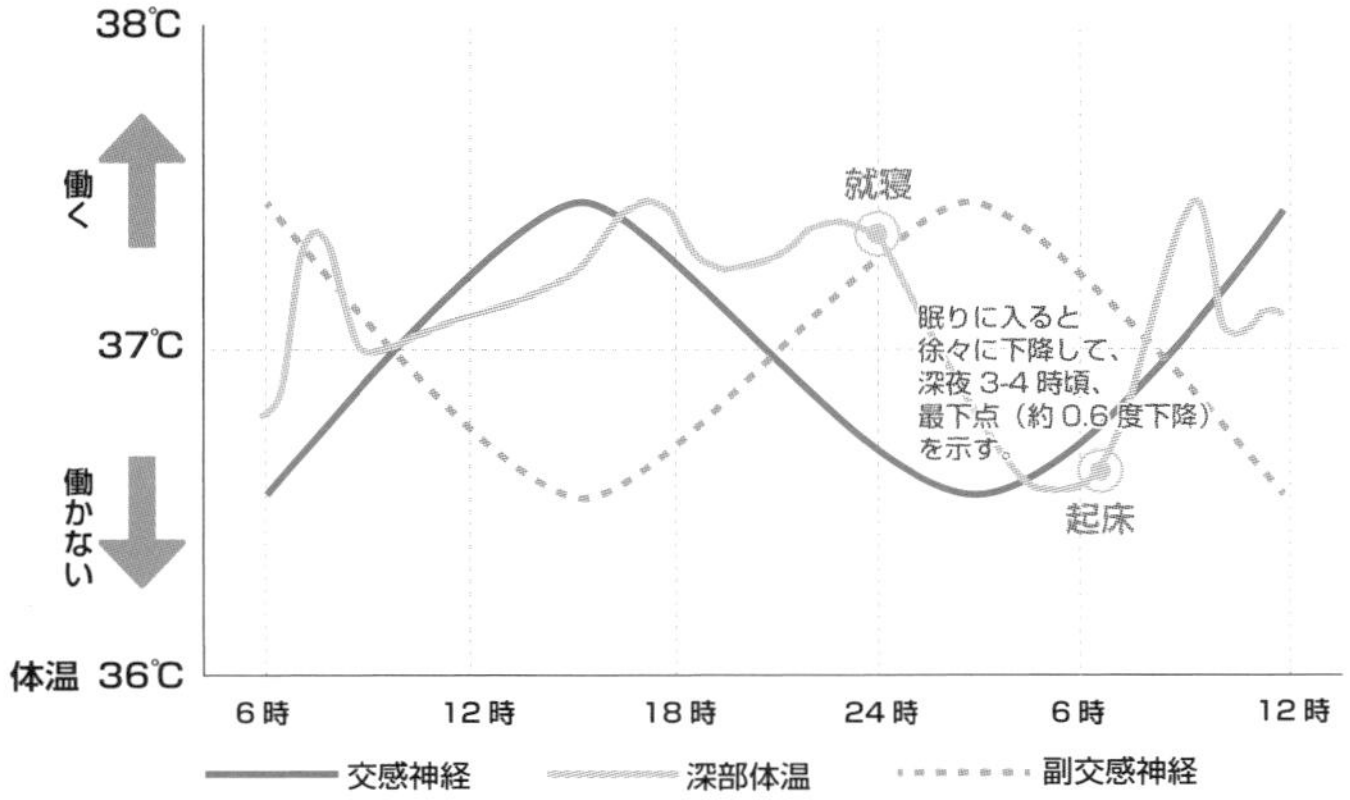

（作図）監修者

また、レム睡眠中や浅いノンレム睡眠時には、いつどこで何をしたかといったエピソードが記憶として固定され、深いノンレム睡眠では手続き記憶と呼ばれる、体で覚えるような無意識の記憶が固定化されるともいわれています。**ノンレム睡眠とレム睡眠を繰り返すことで、嫌な記憶を消して記憶の整理が行われるのです。**

体のことで言えば、前述した成長ホルモンの分泌で、これは自律神経の調節も関係しています（上図参照）。寝ている時は副交感神経が優位になり、血圧や体温が低下して自然とリラックスする状態になります。

ところが睡眠時無呼吸症候群などの睡眠障害や、極端な睡眠不足、慢性的な睡眠不足、すなわち睡眠負債があると、その血圧が下がらず、例えば睡眠中の心筋梗塞や脳出血、脳梗塞などの発症にもつながります。こういうふうに、睡眠中には起きている時にできないような記憶や体のメンテナンスを休まず行っているのです。

メリット4

成長ホルモンの分泌によるアンチエイジングと新陳代謝

睡眠不足は、年齢を重ねるほど体の様々な機能に悪影響を及ぼします。体内の健康はもちろんですが、見た目の若々しさを維持するにも規則正しい生活とぐっすり睡眠が大きな役割を果たします。

人間には約60兆個の細胞があり、新陳代謝を繰り返すことで、この細胞が入れ替わっていきます。この入れ替わる細胞が徐々に劣化していくのが加齢という現象です。

成長ホルモンは特に子どもの発育に重要ですが、大人や老人でも、分泌量は年齢と共に減少しつつも、もちろん分泌されています。皮膚や骨などは、絶えず古いものが新しいものに置き換わり、成長ホルモンは、大人や老人ではそういった新陳代謝に主として関わっています。

それゆえ、最近では良質な睡眠とアンチエイジングや美容との関連が注目を浴びています。**美容もアンチエイジングも、睡眠の最初に訪れる「黄金の90分」をしっかりと確保し、いわゆる「ぐっすり睡眠」をとることができれば、成長ホルモンが（年齢相応に）最大限に分泌され、その効果が期待できます。**

1日の成長ホルモン分泌量分布

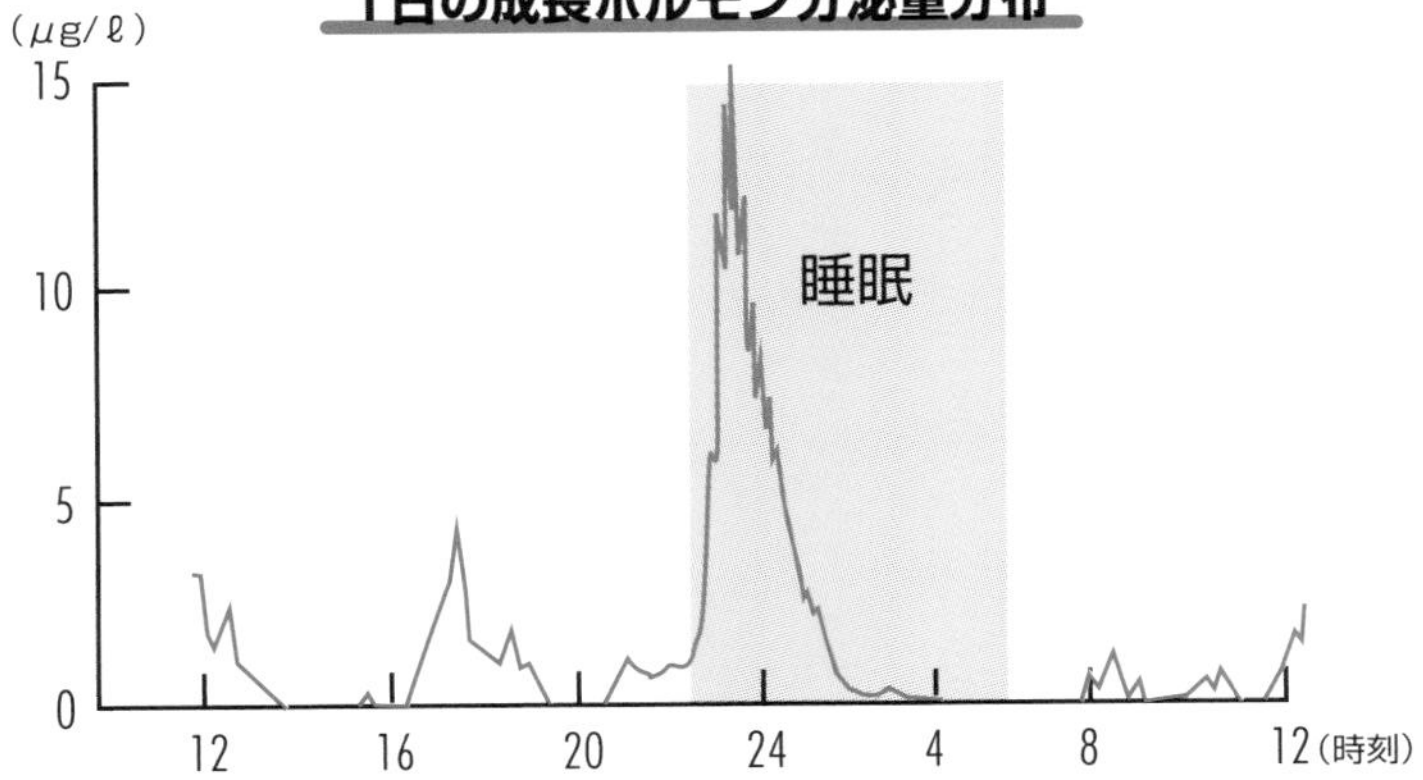

（出典）A van Coevorden et.al., Neuroendocrine rhythms and sleep in aging men.Am J Physiol. 1991 Apr;260（4 Pt 1）:E651-61. を一部修正

わかりやすいところでは、シワができにくくなり、くまが出ないといった表面的な部分に現れますが、当然ながら骨の新生にも大きく影響していると考えられ、骨粗鬆症の予防にも役立つと考えられます。

特に老齢の方はぐっすり睡眠を意識することで健康な体の維持につながっていきます。睡眠は、毎日の生活に関わることですので、食事や運動同様、あるいはそれ以上に重要です。

高齢になると、血液の循環が滞るため手足から熱が放散されず、体温調節がうまくできずに、体に熱が籠ってしまいます。内臓機能の低下をはじめ、様々な要因が絡んで体の反応が鈍くなり、睡眠にも問題が出てきます。寝つきが悪くなり、頻尿のために途中で起きてしまうこともあり、ぐっすり睡眠が難しくなっていきます。

すべての生物は24時間前後で1周する固有の体内時計、「サーカディアンリズム」を持っています。

人間の場合は、固有の時計は24時間よりもやや長いです。単純に考えると毎日少しずつ後ろにずれるように思いますが、健常な人であれば、このずれは地球の自転の24時間に日々修正され、24時間周期の生活を送ることができます。

このリズムが体内で作られる様々なホルモンに影響を及ぼすのですが、前述したように成長ホルモンについては入眠後の最初の周期で訪れるノンレム睡眠時には必要とされる量の70％～80％が分泌されます。

ところが、入眠時間が不規則な生活を続けていると、このリズムが狂っていって成長ホルモンの分泌に必要となる正常なノンレム睡眠が訪れなくなってしまいます。

もし明け方や日中に睡眠をずらした場合、入眠初期には成長ホルモンの分泌を確認することができますが、通常の睡眠における第1周期のノンレム睡眠と比べると、少なくなってしまいます。

逆に考えれば、この入眠時間が一定であれば必要な成長ホルモンを確保できるということです。仕事が終わらなかったり、どうしてもやらなければいけない作業があるという場合でも、決まった時間には一旦手を止めましょう。

いつもと同じ入眠時間で寝るように心がけ、その分、早く起きて作業するようにすればよいのです。

加齢は誰にでも訪れるもので治すことはできませんが、ぐっすり睡眠がとれるように体をコントロールすることは可能です。そのためには、メリハリのある生活と、目的意識を持った日常を過ごすようにしましょう。

何もせずに自宅で過ごしていると活動量が減り、夜になってもあまり疲れていないので眠れない、という状況が発生します。

できるだけ規則正しい生活を送ることで、老齢でもぐっすり睡眠を確保することができるのです。朝食をきちんと摂る、日中に太陽に光を浴びる、といったことの重要性は多くの研究により確かめられています。

メリット5

生活習慣病やがんなどの予防に

日本では35歳以上になると、健康診断にプラスして生活習慣病の検査が行われるようになります。働き盛りでバリバリ仕事をこなす年齢だと思いますが、無理をして慢性的に睡眠時間を削る生活を続けている人は、なかなか良い結果が得られないでしょう。

そもそも、適切な睡眠が種々の病気の疾患リスクを下げるということが注目されたのは、米国で実施された睡眠時間と疾患や死亡率の関係性についての100万人を対象とした調査がきっかけでした。

その調査では、睡眠時間が短くても長くても、睡眠の質によっては様々な病気のリスクが高まることが明らかになり、さらにその後6年間の追跡調査によって、不適切な睡眠では死亡率も高くなることが2002年に報告され、メディアでも広く紹介されました。

同じ調査で、女性で短時間睡眠の人では、睡眠時間が短ければ短いほど太っていることも報告されました。この肥満傾向は女性に特徴的であったため、かなりセンセーショナルに報道されました。

結果として、それまで睡眠に関心のなかった内科、特に内分泌系の専門家が睡眠研究に参入し、

睡眠負債とがん(前立腺がん)発症

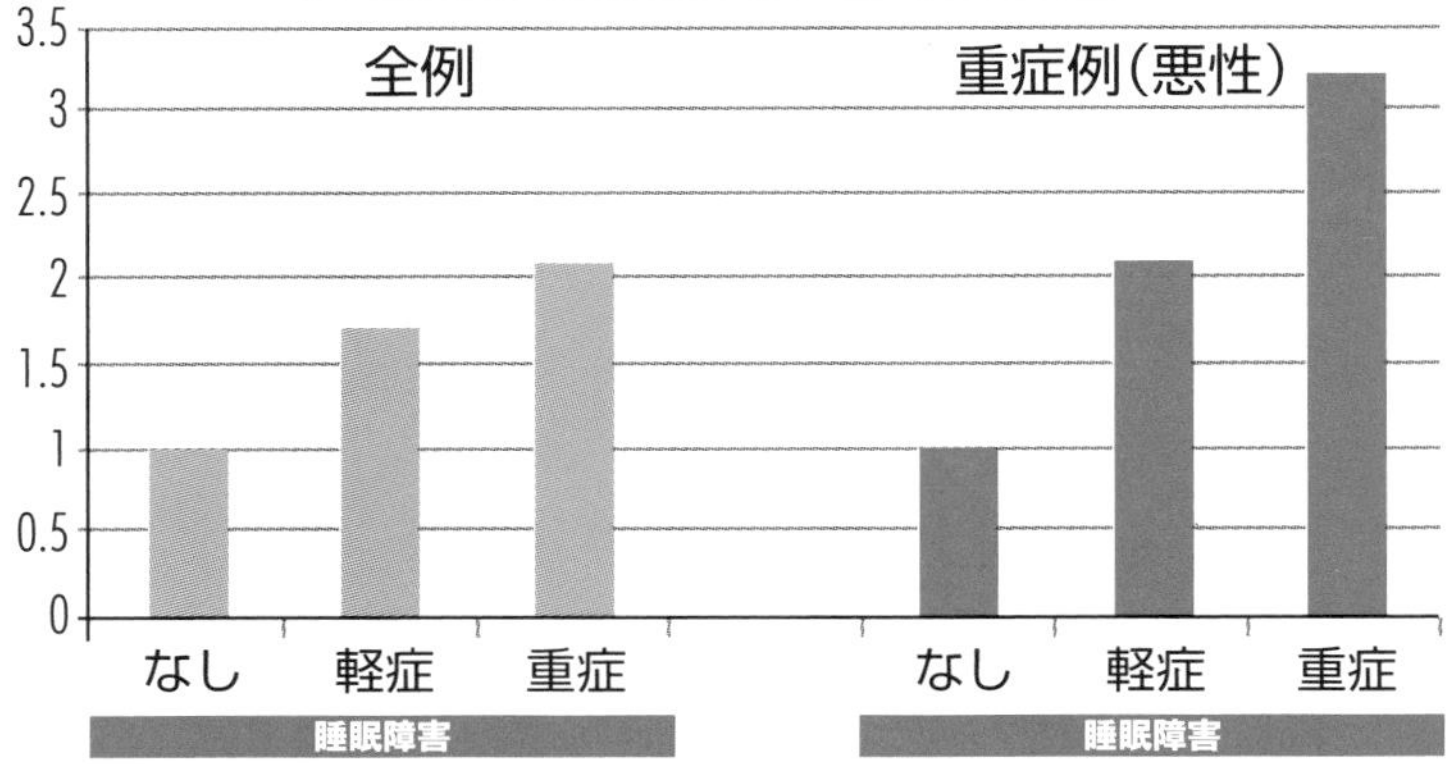

(出典) Lara G. Sigurdardottir et. al., Sleep disruption among older men and risk of prostate cancer. Cancer Epidemiol Biomarkers Prev. 2013 May; 22(5):872-9. より改変

特に生活習慣病において睡眠が重要な役割を果たしていることがわかってきました。睡眠が足りていないと高血圧や糖尿病といった生活習慣病のリスクが高まることが立証され、肥満、メタボリック症候群にも睡眠が大きく関わっていることは日本においても周知の事実となりました。

近年では、肥満とは全身性の炎症である、という考え方も出てきました。

炎症と聞いてパッと思い浮かぶのは、熱を持って赤くなったり、痛くて腫れ上がったりといったことだと思いますが、炎症を発生させる体内の物質は今まで考えられていたより、ずっと広い範囲に渡っているとわかり、それによって起きる現象を総じて炎症と考えるようになりました。

肥満は脂肪組織に中性脂肪が多く溜まっている状態です。これは人間の生理的調節機能に影響を及ぼす「生理活性物質」が分泌され、周囲の細胞に影響を及ぼすことがわかってきました。これにより、炎症と同じメカニズムで脂肪細胞に問題が起こり肥満になるため、肥満は全身性の炎症ということになるのです。

肥満にならないための摂食に関係するホルモンとして「レプチン」という物質があります。これは脂肪細胞から分泌されるもので、食欲を抑制する働きを持っています。睡眠不足の状態ではこの「レプチン」が分泌されにくくなります。

さらに胃からは食欲を増進する「グレリン」という物質が分泌されやすくなり、睡眠不足は2重の効果で肥満を促進してしまうのです。

しかも、夜中など不適切な時間によく食べるようになり、エネルギーとして消費されず肥満傾向に拍車をかけます。男性はもちろんですが、女性は特にこの傾向がより強いということもわかっているので注意が必要です。

ただし、過剰な睡眠も肥満の原因になります。適切で、効率のよいぐっすり睡眠をとることで肥満を抑えられるのです。

また、がんの予防についても睡眠は大きく関係しています。じつは健常な人でも一定の確率で、「異型細胞」というがんになりやすい細胞は常に発生しています。

十分な睡眠がとれていれば、免疫機能がしっかり働いて、それらの細胞は除去されますが、不十分だとそのまま細胞が残ってしまい、がんになりやすいというデータも出てきています。

さらに、リウマチなど自己免疫疾患やアレルギーについても、睡眠不足によって免疫機序が適切に調節できず悪化することも報告されています。

免疫や治癒力には睡眠だけではなくいろいろな要素が合わさっているため、睡眠をとっていれば病気が防げると一概にいえるわけではありません。

しかし、睡眠が不適切な状況にあれば、確実に病気の発症リスクが上がってしまうのです。今ここで睡眠を味方にするのと敵に回すのでは、あなたの人生が大きく変わることに間違いはありません。規則正しい生活は、毎日の心がけ次第といえるでしょう。

睡眠は人生において「必要不可欠なもの」の一つである。しかし、もっと大事なのは、睡眠は「ギフト」であるということだ。

——ウィリアム・C・デメント（スタンフォード大学睡眠研究所 初代所長）

メリット
6
うつ病の予防

睡眠はちょっとした要因で妨げられてしまいます。普段何気なく床に就いて寝ていた人もちょっとした不安や悩みが原因で眠れなくなるような経験をしたことはありませんか？

多忙による睡眠不足、環境要因や、身体的な問題だけでなく、精神疾患による睡眠障害も問題です。特に最近はストレスや鬱など、学校や職場などに起因する問題で悩まされているという話がよく聞かれるようになりました。

これらは、昔からあったことではありますが、昔は公にせずに抱え込んでいて友人や親に敢えて言わなかったものが、最近では個人が同僚や上司に相談をすることができるようになった、など、社会に向けて問題を発信して共有できるような環境に変わってきたということも大きいと思われます。

例えばうつ病について、ストレスがたまって眠れなくなるのか、その逆に眠れなくなってうつ病になっているのか、因果関係は明らかではありませんが、**睡眠不足の人はうつ病の発症率が約3倍となっています。その他、不安神経症や、薬物依存、アルコール依存なども睡眠障害によって発症する確率が高くなっています。特に薬物依存の発症に関しては不眠が強い誘因になります**

不眠と精神的な障害の関係性

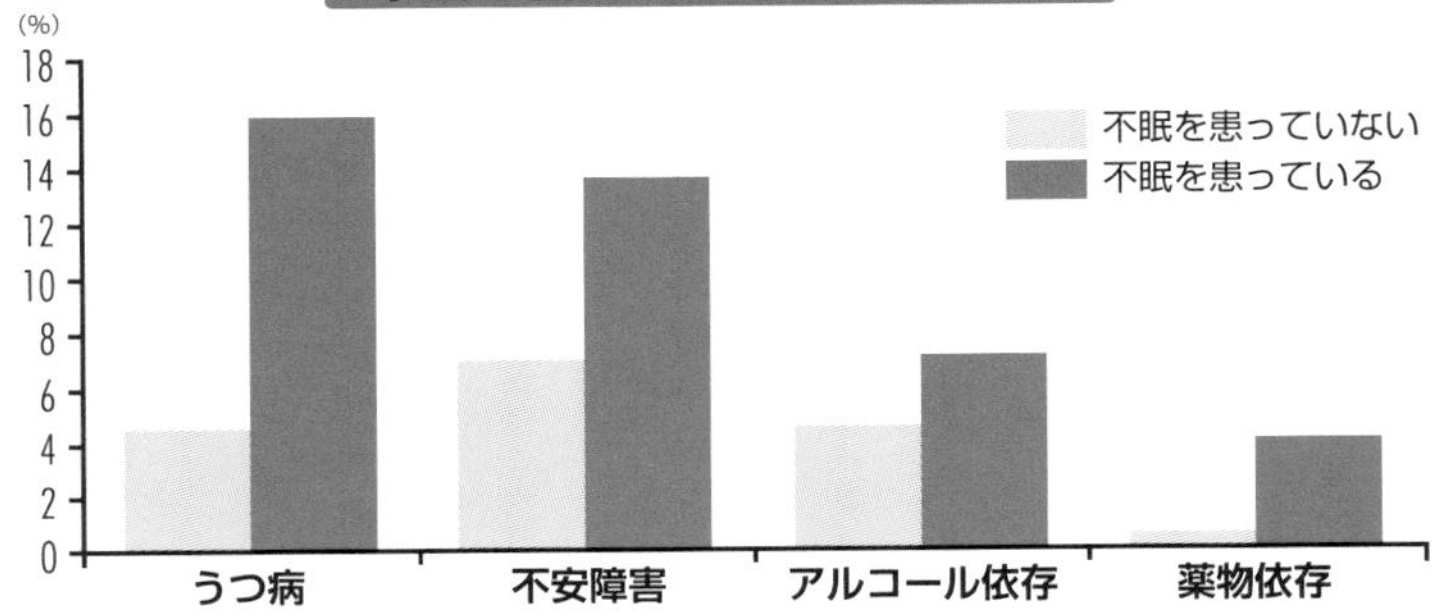

（出典） N Breslau et. al., Sleep disturbance and psychiatric disorders: a longitudinal epidemiological study of young adults. Boil Psychiatry. 1996 Mar 15;39(6): 411-8 より改変

（上図参照）。

1日、2日寝ない程度ではそこまで問題になりませんが、慢性的にそれが続くと問題が大きくなります。ストレスがたまり、さらに睡眠の質が落ちて不眠状態になり、精神的な不安から激しく落ち込んでしまう、というようにどんどん悪化していきます。

また、うつ病に特徴的な睡眠障害も顕著になります。うつ病患者では最初のノンレム睡眠が短く浅い傾向になり、朝は早く眼が覚めますが、なかなか寝床から離れることができません。

精神疾患は睡眠障害を伴うことが多く、その睡眠障害は睡眠薬や向精神薬を用いた治療で改善は見られますが、あくまで対症療法ですので、基礎にある精神疾患をしっかり治さないで薬を止めると、睡眠障害が悪化する可能性も高くなります。

また、前述したように睡眠症状と精神疾患は相互に影響を与えますので、睡眠障害が精神疾患の引き金にもなりえます。

不眠である状態に悩み出すと、ますます眠れなくなってしまい、さらに不安が増幅されていきます。ストレスによる不眠に陥りやすいのは、心が繊細で些細な失敗でも気にしてしまったり、小さなトラブルでも不安にかられてしまい、気持ちの整理や切り替えが苦手な人が多いようです。

こういった症状を持つ人の中には睡眠薬などを処方されている方もいると思いますが、薬を飲むということで不安が取り除かれることもあるようです。

そのため、実は薬に効能がなくても、本人が知らなければ症状が改善される場合があります。「プラセボ効果」と呼ばれるもので、不眠やうつなどの主観が影響する症状には効果があります。

また、薬に頼らずに自分の行動パターンを把握し、生活習慣予防の改善をしたうえで根本的な思考から症状を改善する「認知行動療法」という治療法もあります。

患者に対して、正しい睡眠生理を学んでもらったうえで、自分の睡眠パターンを理解し、悪影響を及ぼす習慣を見直して正しい条件付けを行っていきます。

こういった治療が必要な人は、ストレスが過度にかかってしまうと、とにかく目の前の不安をごまかそうとしてアルコールや薬物に依存して、さらに健康を害する状況に陥る人も少なくありません。

専門のセラピストによる治療で、それぞれの患者の心理状態や性格なども考慮して、正しい認知と行動ができるようアドバイスをしていきます。これにより、ストレスを取り除かれて不眠が解消するというわけです。認知行動療法の利点は何といっても、副作用や依存性がなく効果が半永久的に持続することです。

不眠の症状を感じる人は無理やり寝ようと思うのではなく、眠るための環境づくりから考えるようにしましょう。睡眠薬の代用となるもの、状況などのスイッチを設定し、寝られないことによる脅迫観念をなくし、眠りが一番の幸福であると感じられるような意識を心がけてください。

不眠はひとつの原因ではなく、複数の要因が絡んでいる「症候群」であることの方が多いと考えられます。その症状は当の患者の主観によることが多いため、きちんと専門の医療機関で診てもらうことが重要です。

まず、生活習慣の改善や睡眠環境の整備を行い、それでも改善がみられない場合は、睡眠専門医、認定医療機関を受診し、どう眠れないのか、そのためにどういった問題があるのか、詳しく事情を説明し、相談するようにしましょう。

メリット
7
子どもの成長に重要な「眠育」

近年、様々な場所で深夜帯でも子連れで訪れている人を見かけたりします。また、インターネットを介して時間を問わずに子どもも楽しめるエンターテイメントが充実した環境にありますが、幼少の頃から夜更しが続くと脳の発達にも悪影響を及ぼす可能性があるため、規則正しく早寝早起きをする生活が望ましいといえます。

人は生まれた時には脳が未発達で、1日16時間以上も眠り、しかもレム睡眠が非常に多く、その後、レム睡眠が徐々に減少してノンレム睡眠が増え、12歳ぐらいになると大人と同じくらいの睡眠時間・同様の睡眠パターンとなります。

未成熟で発育段階の脳では、いろいろな刺激を受け、それに反応して神経回路が形成されると共に不必要なものの除去を繰り返して大人の脳へと発達します。この過程では睡眠が非常に重要であることが数々の実験で明らかになっています。従って、脳の発達時期にある子どもの睡眠というのは大人以上に重要なのです。

また、発達障害の子どもには睡眠障害が頻発しますが、逆に、子どもの睡眠障害が発育障害を

総睡眠時間、ノンレム睡眠、レム睡眠の年齢による推移

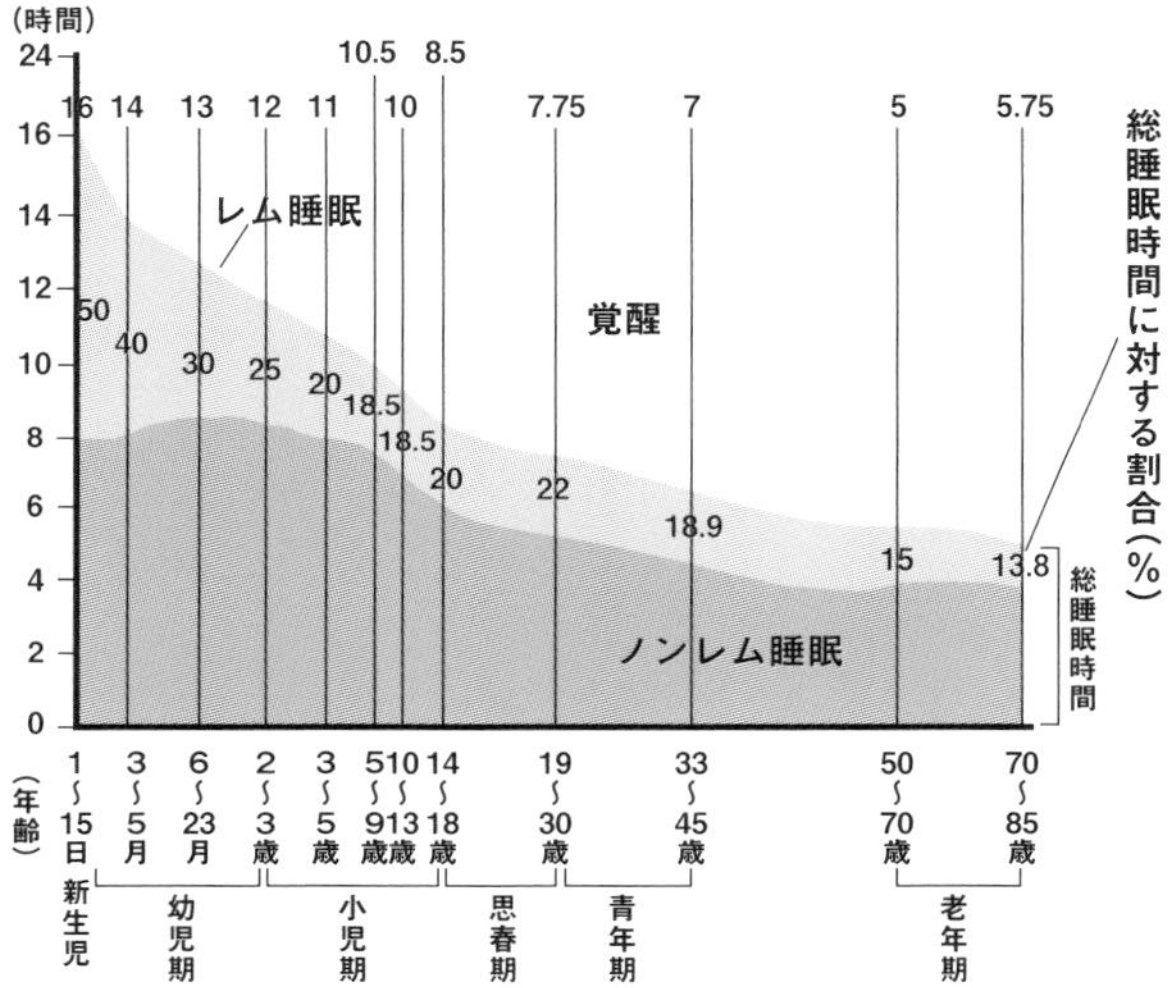

（出典）『熟睡の習慣』（PHP 新書）P166 の図5- 3より改変

思わせる症状を引き起こすことがあります。

日本においては、前述した大人の睡眠時間の減少に比例するように、子どもたちの睡眠時間も短くなっており、残念ながら、その短さは世界第一位となってしまっています。

睡眠障害を発達障害と誤診する例もあり、集中力がなかったり、イライラしたりして発達障害と診断された後になって、じつは睡眠の問題があり、睡眠時無呼吸症候群を持っていたことが明らかになった、ということがあるのです。特に、子どもは自分から昨夜寝れなかった、眠たい、などの症状を訴えず、むしろ行動の変化が前面に現れることも多いのです。

朝に起きれない子どもは、単に睡眠不足というだけではありません。例えば体温のリズムは、普通の人であれば夜中の3時ごろが一番低くなりますが、夜更しが続くと、その時間が徐々に後ろにずれてしまいます。そのため、起床しなければいけない時間に体が睡眠状態になってしまうのです。

この状態ではとりあえず登校しようとしても、生理的には起きていないので、いざ授業が始まったとしても勉強に集中できません。その状態が長く続けば、居眠りの回数が増えてしまい何度も注意されるようになったり、テストなどでちょっとしたミスが増えて成績が落ちてしまうということも考えられます。

夜更しによって本来持っているはずのパフォーマンスが発揮できていないわけですが、これは勉強ができなくなってしまったのではなく、体が学習に適した状態になっていないということです。

学習塾などに通ったりして、勉強の量はむしろ増えているのに成績につながらないとすれば、睡眠環境も1つの要因として考えられます。

小さい頃は成績がよかった子どもでも、目に見えて成績が下がると自分の学習能力に対する不安や、学校に苦手意識を持つ可能性があります。結果的に不登校になってしまうということもあるでしょう。

子どもたちの睡眠に対する意識改革のため、大阪府堺市では「眠育」という教育が行われています。生活リズムが乱れて不登校になってしまう子どもが多かったことを受け、学校では睡眠の大切さを教えるとともに、ＰＴＡ、地域も協力して大人たちも睡眠時間や生活習慣に気をつける

不登校児童生徒1000人率推移（中学校）

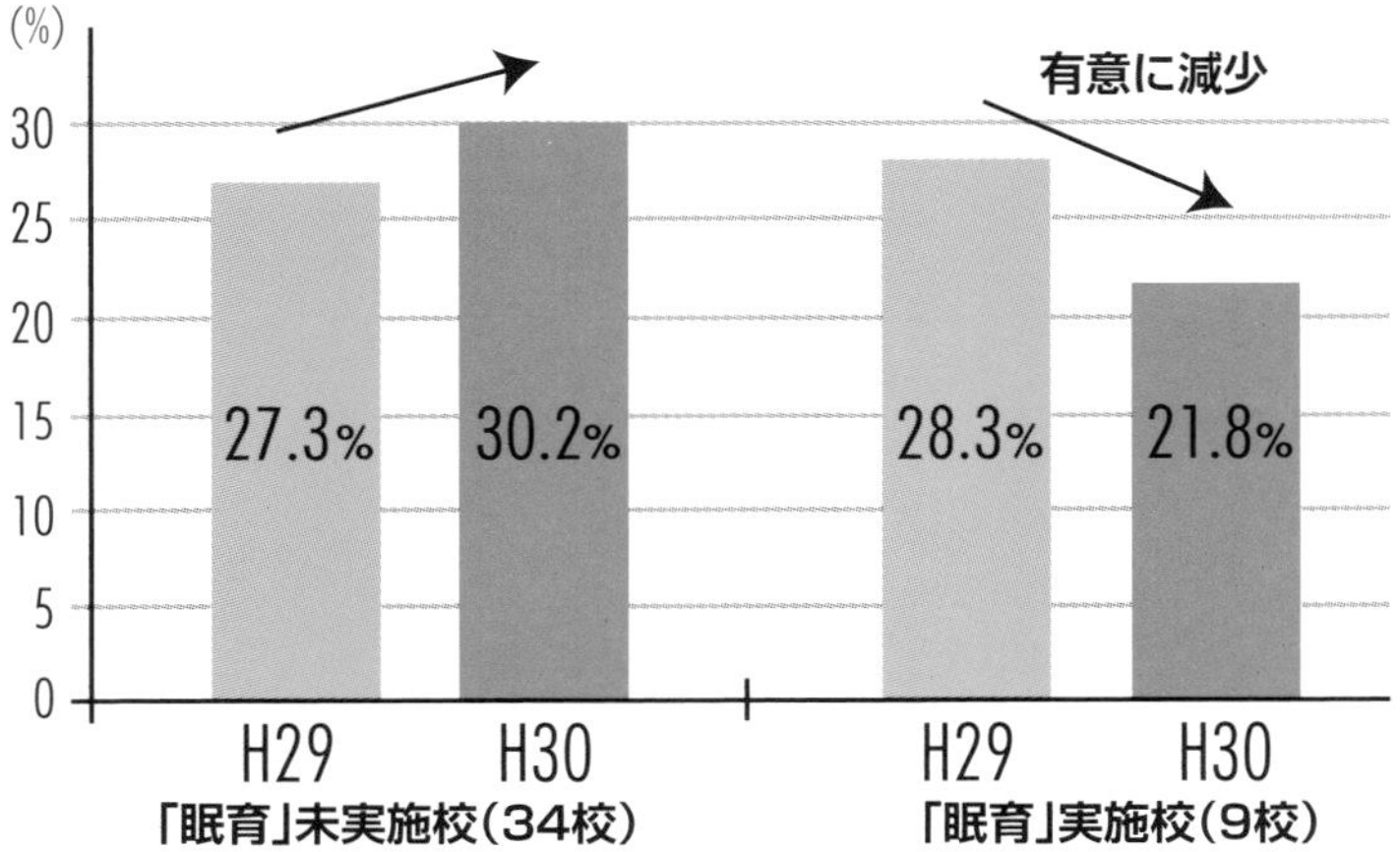

（出典）木田哲夫氏、大阪堺市教育委員会提供

ようになった結果、睡眠障害、リズム障害、情緒障害などが改善し、不登校の生徒が3割も有意に減りました。

奈良県の中高一貫の私立校である西大和学園では、寮生活を送る学生に睡眠の基礎知識を教えたうえで、自分たちでぐっすり睡眠を得るための方法を考えることを課題にしました。すると、日常の生活態度が改善し、成績も好転したといいます。

大人たちが睡眠への理解を深め、ぐっすり睡眠を実践することが、子どもたちの睡眠に対する意識や考え方を変え、学習能力や発育にも良い影響を与える第一歩になると期待できます。

大人が自分の夜型の生活習慣を改めず、子どもに対してだけ、ゲームやYouTubeの視聴を止めて早く寝なさい、といっても説得力がないのではないでしょうか。

第3章

ぐっすり睡眠を妨げるタブー7

タブー1

就寝時に部屋の明かりを消さない

体内時計の中枢「視交叉上核」

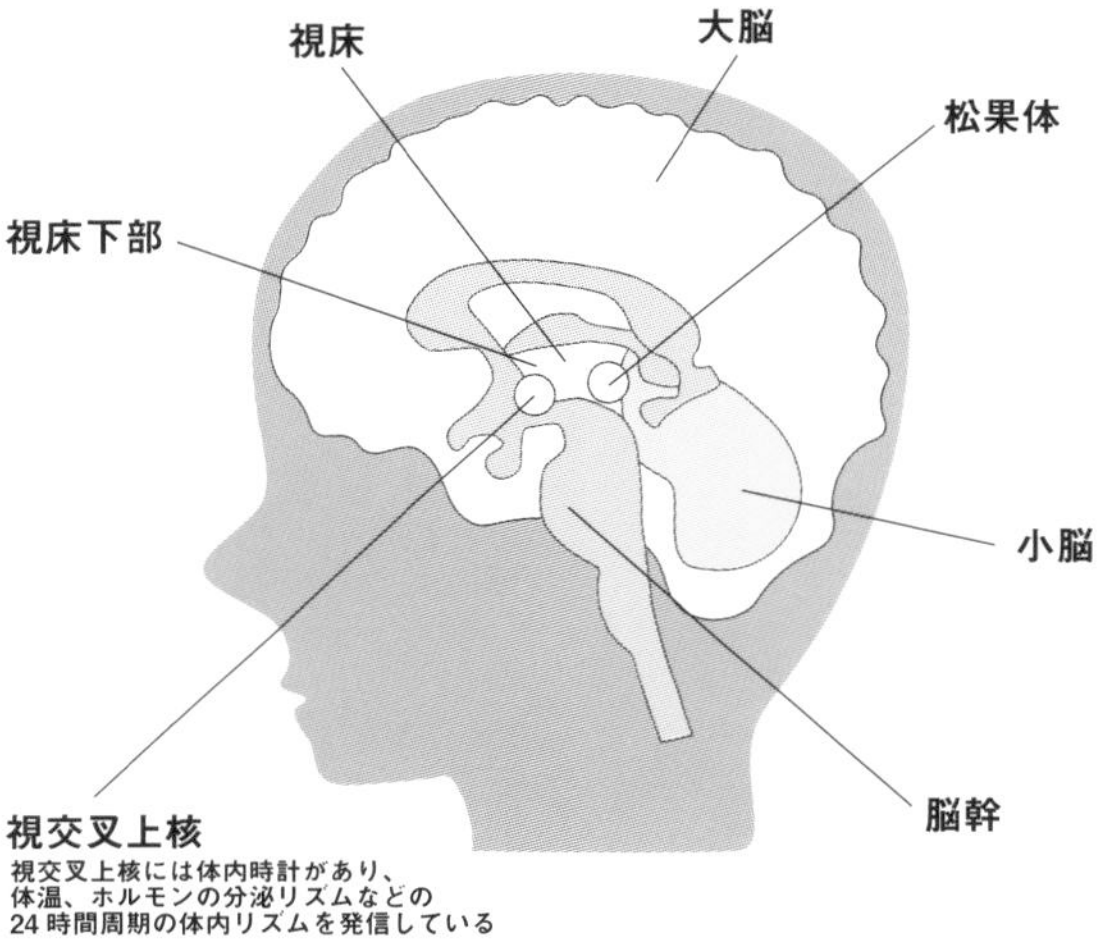
視床
大脳
松果体
視床下部
小脳
脳幹
視交叉上核
視交叉上核には体内時計があり、
体温、ホルモンの分泌リズムなどの
24時間周期の体内リズムを発信している

（出典）PHP新書「スタンフォード大学教授が教える熟睡の習慣」
p.85（3-1 体内時計の中枢、視交叉上核」）

なかなか夜、寝つけない……と悩む人の中には、いつまでも部屋の電気を明るいままにしているケースが多いようです。お心当たりがある方、いませんか？

眠りを促すホルモンのメラトニンは、朝の光を浴びると抑えられて脳が覚醒し、夜になると分泌が促され眠くなります。必須アミノ酸のトリプトファンが神経伝達物質セロトニンを合成し、それが脳の松果体（上図参照）でメラトニンに変わるのです。

本来、私たちは昼間に光を浴びて活動し、夜、日が落ちて暗くなると眠る、という生活でしたが、現代は、夜になっても強い光を浴びる生活を続けることで、メラトニン

スマホを見る時間と不眠の相関図

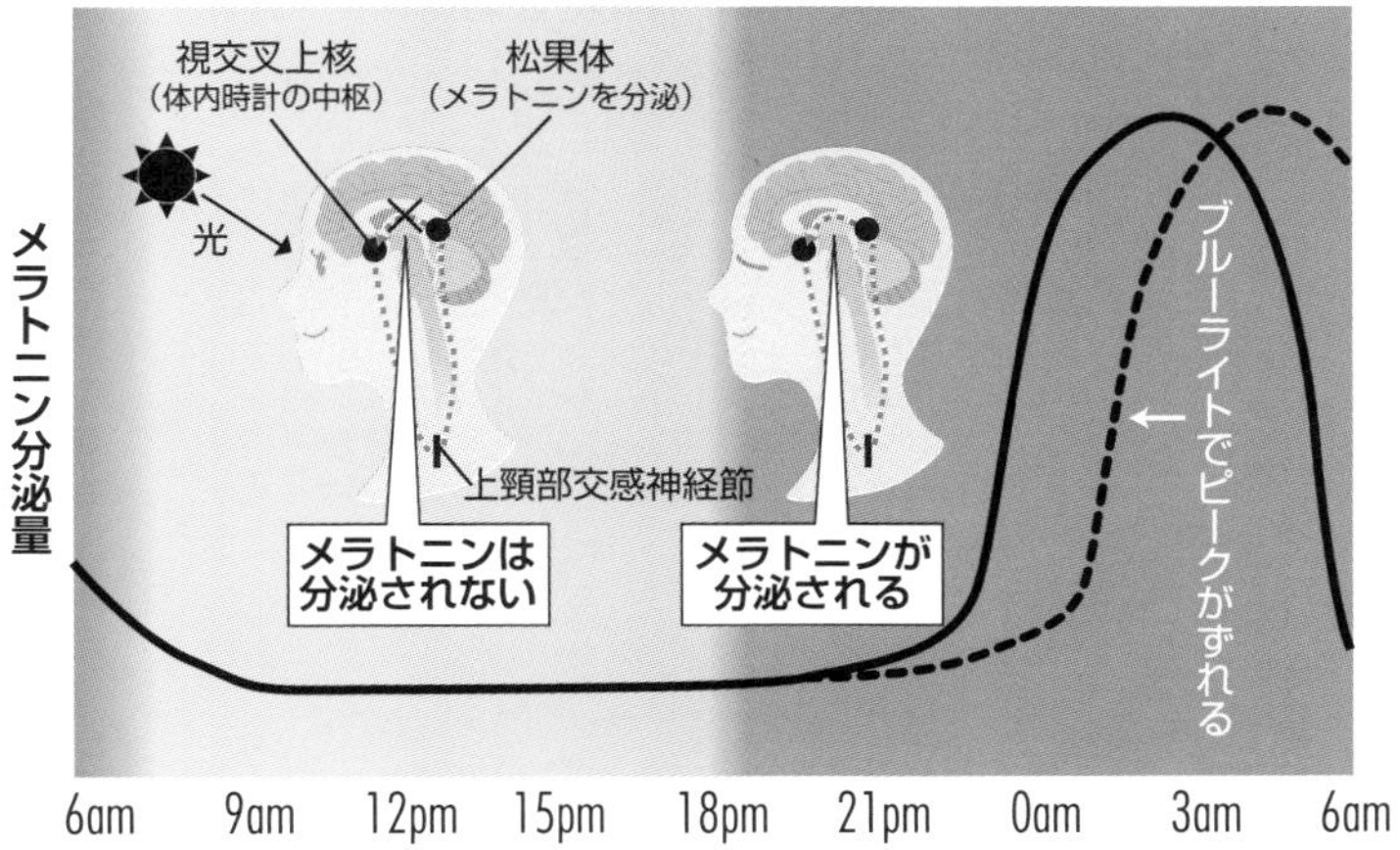

（出典）武田薬報 web「ブルーライト対策、していますか？」
https://takeda-kenko.jp/yakuhou/feature/bluelight/vol01.html（参照 2020-5-20）

の生成が阻害されて、眠るべき時間になっても目が冴えてしまう人が増えています。

それは体内時計が「まだ、昼間が続いている」と勘違いして、生活リズムが乱れてしまうことが原因です。

例えば、夜、コンビニエンスストアなどで強い光を浴びると、眠りのホルモンであるメラトニンの分泌が抑えられてしまい、睡眠のリズムに変調をきたすといわれています。

これまでは生体リズムに影響を及ぼすのは太陽光だけだと考えられてきましたが、人工的な光でも当然影響を与えます。特に短い波長で色温度が高いブルーライトがメラトニンの放出を強く抑えることがわかっています。

「なかなか寝つけない」「眠りが浅くてすぐ目が覚めてしまう」などの睡眠に関する悩みの多くは、夜も部屋を明るくし過ぎたり、パ

ソコンやスマホをいつまでも見続けることで生体リズムに支障をきたしていると考えられます（前ページ図参照）。

寝つきの悪い人は、夕食後から就寝前の時間帯の部屋の照明を変えてみましょう。天井から明るい照明をつけ続けることは、昼間の状態をキープしていることと同じなので、ソファやベッドまわりに間接照明を置き、部屋全体の明るさを暗めに調節しましょう。

ぐっすり睡眠を目指すなら、部屋の照明は頭上から照らすのではなく、夕日が沈むように足元から照らし、寝室に入ったら暗くする習慣を徹底してみてください。

色温度は、高いほど光の色は青白く、低いと夕日のようなオレンジ色になります。リラックス効果があるのは、「照度、色温度ともに低い明かり」とされています（左図参照）。

夕日のように斜めからオレンジ色の光が当たると、リラックスした気分になり、メラトニンの分泌も抑制されません。

心地良いぐっすり眠りにいざなわれるためには、部屋のあかりを工夫することが大切なのです。

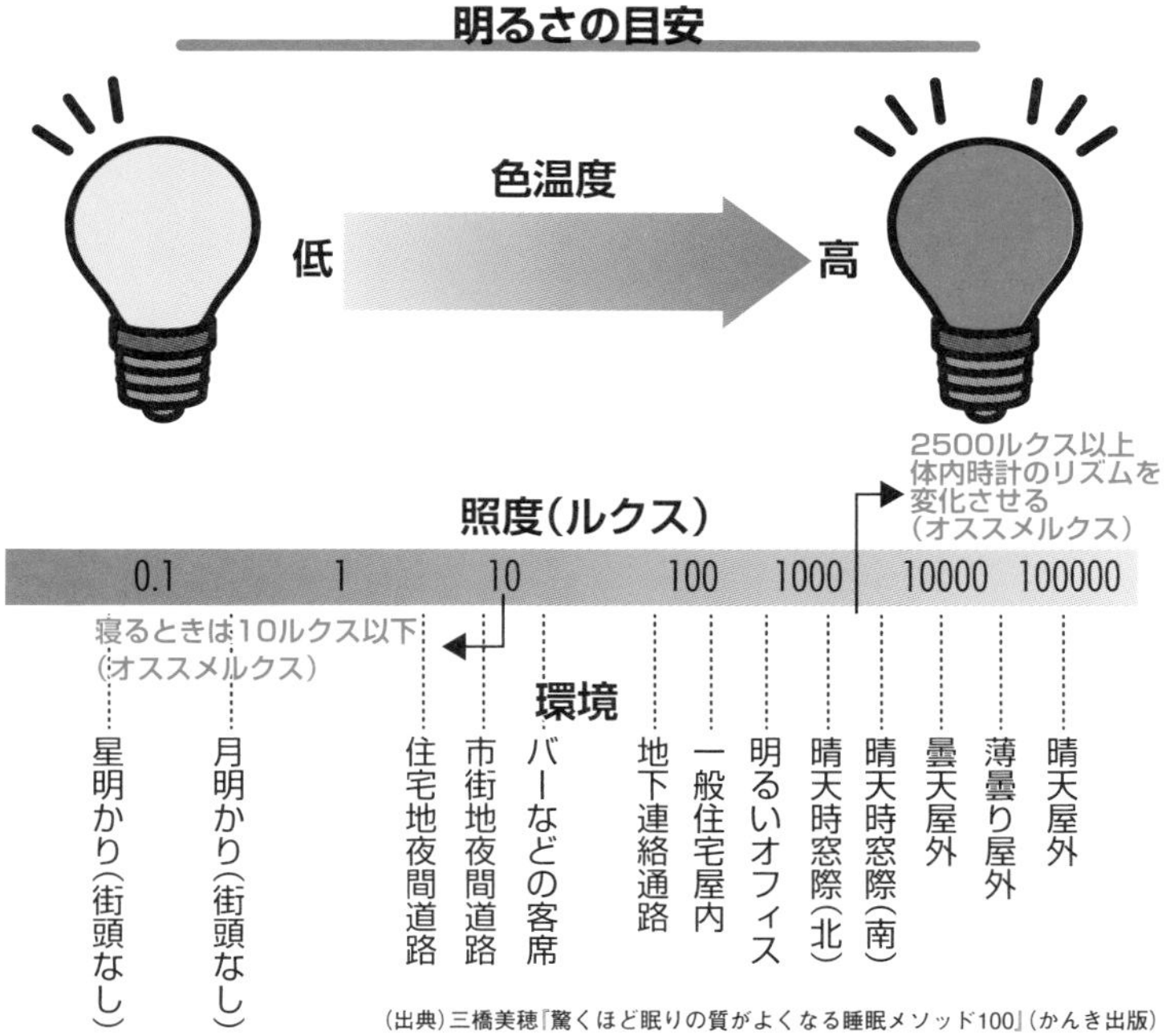

（出典）三橋美穂『驚くほど眠りの質がよくなる睡眠メソッド100』（かんき出版）

照度と色温度が低い明りにすることで、メラトニンが分泌

上の図から分かるように、日中は照度と色温度が高いことでヒトは活動的になりますが、夕方以降は日が落ちるように、照明は頭上ではなく、照度と色温度が低い間接照明を照らすことで、心地よい眠りに誘われることが分かっています。

星の光の色は、星自体の温度が高くなるにつれて赤→黄→白→青白へと変化していきます。この温度と色の変化の関係を利用し、光の色の変化を数値で表したものを「色温度」と呼んでいます。

タブー2

入眠前にカフェインを摂る

カフェインはコーヒーやココア、紅茶や日本茶、チョコレートに含まれています（左図参照）。

カフェインが私たちの体にもたらす効能は、

- **眠気をおさえる覚醒作用**
- **疲労感を減少させ、気持ちを高揚させる**
- **身体の血流を促す作用**
- **老廃物の排出する利尿作用**

このような効用から、コーヒーは1日500mg（5杯程度）までなら健康に良いとされています。むしろ適量のカフェイン摂取は健康に良いとされ、2型糖尿病、肝臓がん、子宮内膜がんのリスクを減らすというエビデンスもあります。

ただし、血中のカフェイン濃度を半分にするのは、約4時間かかるといわれているので、午後の遅い時間にカフェインを摂るのはやめておいたほうがいいでしょう。例えば、就寝3時間前と1時間前にコーヒーを1杯ずつ飲むと、10分ほど寝付くまでの時間が長くなり、30分ほど睡眠時

主な飲料食品中のカフェイン量

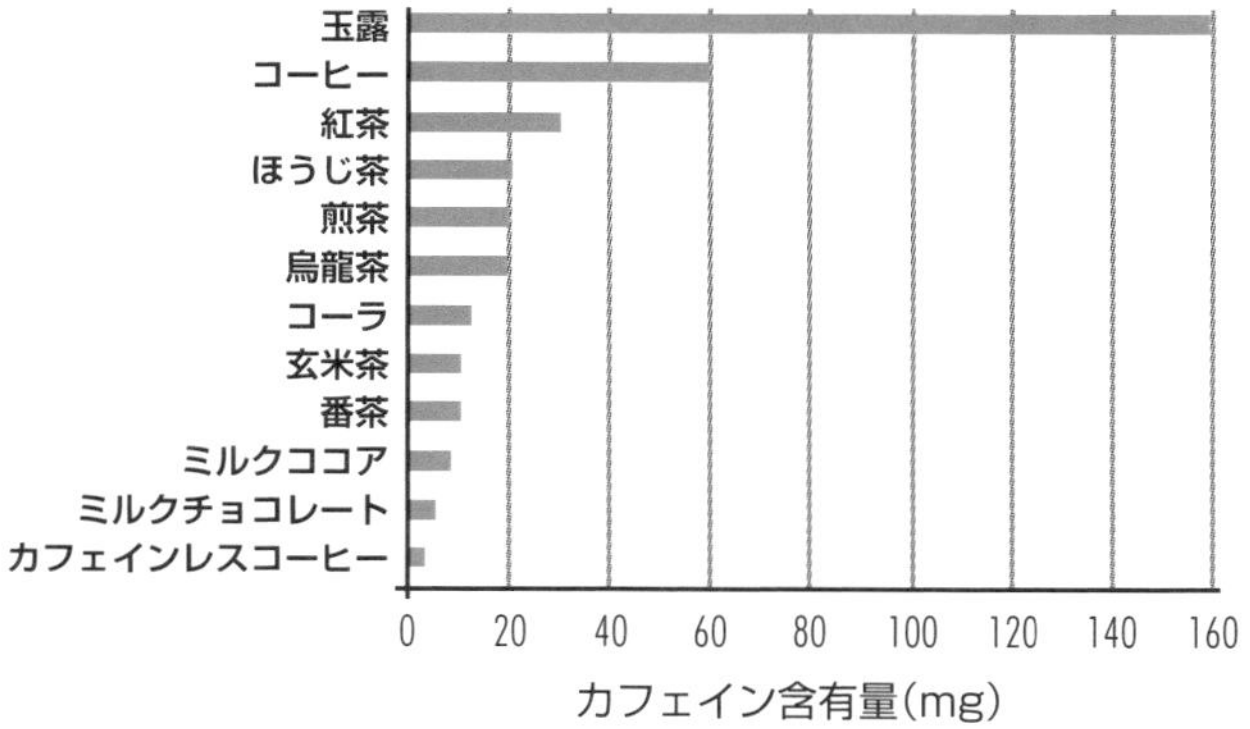

（出典）文部科学省科学技術学術審議会資源調査分科会（編）『日本食品標準成分表 2010』（全国官報販売協同組合）（2010）より一部修正

間が短くなるという報告もあります。

特に、もともと寝つきが悪いような人たちは、カフェインを摂るなら昼間の2時ころまでにしておいた方がいいでしょう。

1日で飲むタイミングとしては、午前中に時間をずらして3杯、午後2時ごろに1杯、夜、会食があった場合は食後に1杯を目安にしてみてください。

また、高齢者はカフェインを肝臓で代謝する力が落ちてくるため、カフェインの影響を受けやすいといわれています。午後遅い時間になったら、カフェインが入っていない「デカフェ」がおすすめです。

もちろんカフェインに対する反応には個人差があるので、毎日夕食後にコーヒー飲んでいる人は無理にやめる必要はありません。

ポジティブルーティーンとして、自分にとって良い習慣となっているようなら、特に問題視することはありません。

左のページの図にもあるように、就寝前にカフェインを摂った場合、20代〜30代で入眠まで25分ほどかかっています。また40〜60代でも入眠まで20分ほどかかっているという結果が出ています。


入眠までの時間は、個人差がありますが、もともと寝つきが悪く、ベッドに入ってから30分以上寝付けない人が寝る前にカフェインを摂取してしまうと、1時間弱は眠れないことになります。寝つきが悪い人は寝る前にカフェイン摂取は控え、そのかわりにノンカフェインのハーブティーや麦茶などを飲むようにしましょう。

就寝前にオススメなのは、ラベンダーやカモミールなど、高ぶった神経を静めてくれる安眠効果のあるハーブティーです。アロマ効果もあるので、リラックスしながら眠りにつくことができます。

就寝前カフェイン摂取と睡眠(二重盲検交差試験)※

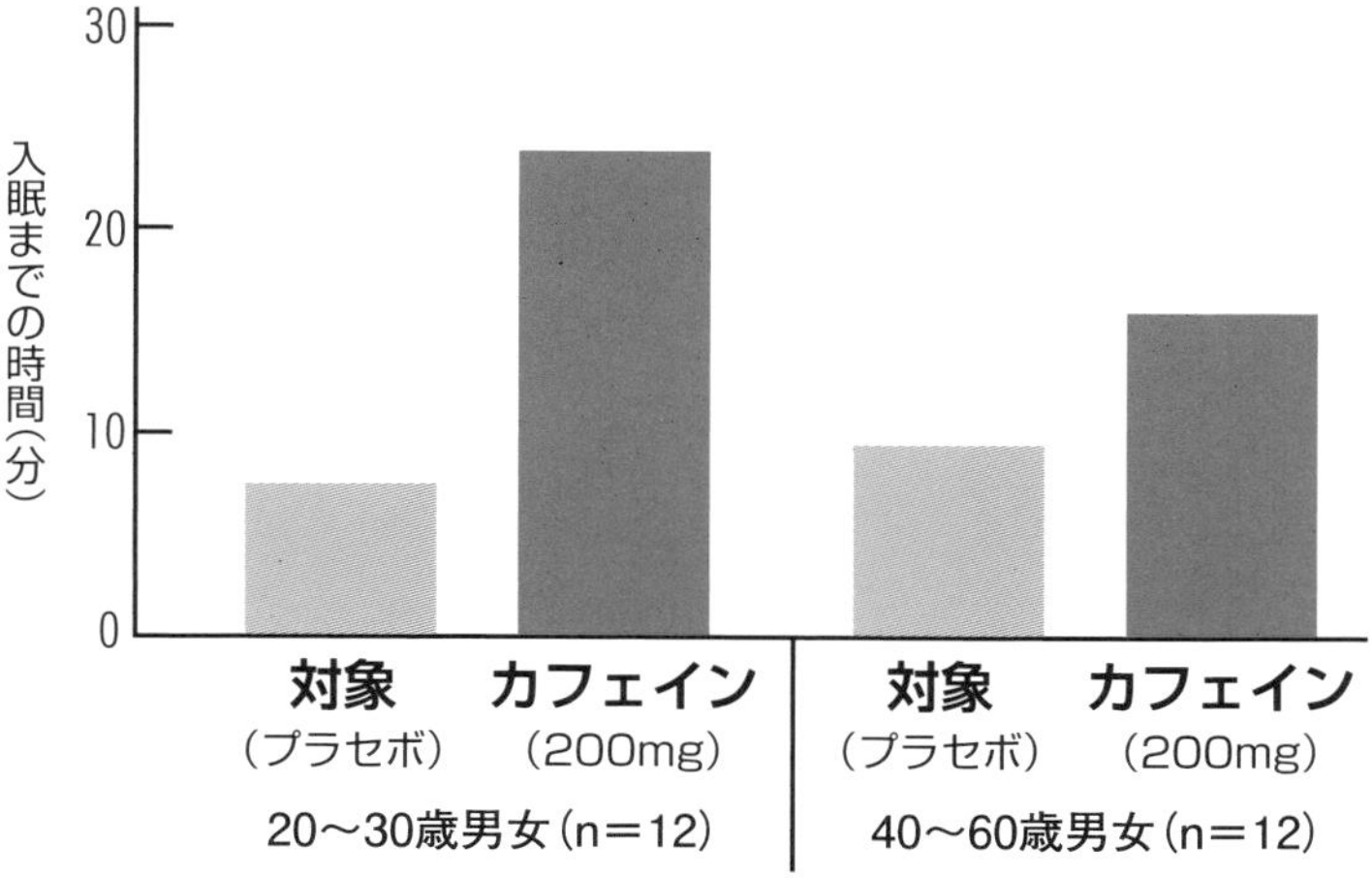

(出典) Caroline D. et al., Challenging sleep in aging: the effects of 200 mg of caffeine during the evening in young and middle-aged moderate caffeine consumers
J. Sleep Res. (2006) 15, 133-141 より改変

就寝前にカフェインを摂取すると入眠まで 20 分〜 25 分もかかる

上のデータからも分かるように、年齢の差はありますが就寝前のカフェイン摂取は入眠まで時間がかかることが分かりました。ぐっすり睡眠を目指すなら、寝る前はカフェインではなく、安眠効果のあるハーブティーがおすすめです。

※二群の各被験者に「プラセボ」と「試験薬」を互いに時期をずらして投与し、それぞれの結果（反応）を集計し、評価する試験方法

コラム

ノーベル賞のカロリンスカ研究所が真面目に取り組んだ研究

column

ノーベル生理学・医学賞の選考委員会が置かれていることでも有名な、スウェーデンのカロリンスカ研究所で、２０１７年に発表された、ある研究報告があります。

男女合わせて25人の被験者に、2晩つづけて4時間しか眠らないという睡眠制限をかけ、彼女らの写真を撮って１００名以上の人たちに見せたところ、「健康的でない」「眠たそう」といった評価のほかに、「魅力的でない」「つきあいたいと思えない」といったマイナス評価がなされたというのです。

ひと昔前だったら「それがまっとうな医学研究か」と非難されかねないようなテーマですが、大真面目に取り組んだ研究です。

つまり、睡眠不足は、その人の印象をそれくらい大きく操作する、ということです。

面接、プレゼン、営業、その他さまざまな新しい出会いがあります。相手が面と向かって「睡眠不足でつらそうですね」とか「お疲れみたいですね」と口に出すことはないでしょうが、みんな感じ取っているのです。

そして、そんな姿を決してポジティヴな印象で受け止めてくれてはいません。「あまり関わりたくない人」と思っているのです。

寝不足は、あなたという人物の印象を著しく下げてしまう大きなマイナス要因であることも自覚してください。

column

タブー3
就寝直前の過度な寝酒

お酒は、少量ならば寝つきがよくなることは知られていますが、睡眠の質は悪くなり、深い睡眠が出現しなくなることがわかっています。お酒をたくさん飲んだ翌日は、長時間寝ても寝た気がしないのはそのためです。

さらにアルコールは利尿作用があるので、夜中に何度もトイレに行きたくて目が覚めてしまい、脱水症状にもなりやすいのです。また、いびきや無呼吸も増える傾向があります。

じつはお酒とノックダウン型の睡眠薬（比較的強い効果がある反面、脳の活動を全般的に鎮静化させる作用があります）はよく似ていると言われています。

どちらもＧＡＢＡ神経系（ＧＡＢＡは中枢神経および自律神経系の特定の神経細胞に局在し、興奮性伝達物質によるシナプス伝達を抑制する役割を担っています）に働き、脳の活動を抑えて睡眠導入や睡眠維持の効果が期待できます。

ただし常用性があるので、毎晩の寝酒がやめられない人は、お酒を飲まないと寝られなくなるばかりか、どんどん酒量が増えてしまう傾向があります。

寝る前にお酒を飲んで、寝つきも良くぐっすり眠って翌朝、調子が良いのならいいのですが、

つい飲み過ぎて、翌朝、体がしんどいのであれば、就寝前のお酒はオススメしません。適量以上のアルコールを体内に取り込むと、レム睡眠と深いノンレム睡眠が出現しにくくなるといわれています。

ぐっすり睡眠を目指すならば、日本酒で1~1.5合、ビールならショート缶1本が適量です。1合程度のお酒を、寝る前の2時間弱（100分前）くらいに飲むと寝つきが良くなり、明日のコンディションの妨げにならないという報告もあります。

それ以上飲む場合は、アルコールが分解されるのに通常3時間ほどかかるので、寝る3時間前までの飲酒をオススメします。

適量のお酒はストレス発散になり、気分転換になるのは間違いありませんが、眠る直前に毎晩アルコールを飲むのは、常用性になる可能性も考えるとやめておいた方が良いでしょう。

タブー4

就寝直前に長風呂をする

寝る前に熱いお風呂に入って、湯冷めをしないうちに早くベッドに入ったものの、なかなか寝つけなかった、という経験ありませんか？

確かに、ぐっすり睡眠のためには、ゆっくりお風呂に入るのが良い、と言われています。皮膚から熱が逃げ、深部体温がさがり、**皮膚温度と深部体温の差が大幅に縮まることで人は眠くなるといわれています。湯船にしばらく浸っていることで深部体温は一時的に上がりますが、深部体温は上がった分より大きく下がろうとする性質があります。入浴後には皮膚の血流が増え、皮膚から熱放散がおこり、深部体温がさがり、入眠を促し深い睡眠が出現します（左図参照）。**

しかしながら、入浴で皮膚温度を上げて、熱放散をしながら深部体温が元の体温に下がるまでには、90分かかるといわれています。

例えば、午前0時に寝たい場合は、少なくとも22時までにお風呂に入るのが理想的です。それ以降に長風呂してしまうと、深部体温が下がるまでに時間が必要なので、0時にベッドに入っても、体温が下がりきっていない状態なので、なかなか眠くならない、というわけです。

もし、忙しくて寝る90分前にお風呂に入る時間がない場合や、入浴後はすぐ寝たい場合は、熱い湯船には浸からず、深部体温が上がり過ぎないように、シャワーだけにするか、36℃くらいのぬるめのお風呂に入るようにしましょう。

もちろん、理想はゆっくりと湯船に浸かって心身ともにリラックスしながら皮膚体温と深部体温を上げて、90分かけて深部体温を下げて自然と眠くなるタイミングでベッドに入ることです。

そこで、理想のタイムスケジュールを紹介しましょう。

午前0時に就寝したい場合は次のようになります。参考にしてみてください。

深部体温は「上げ下げ」が鍵！

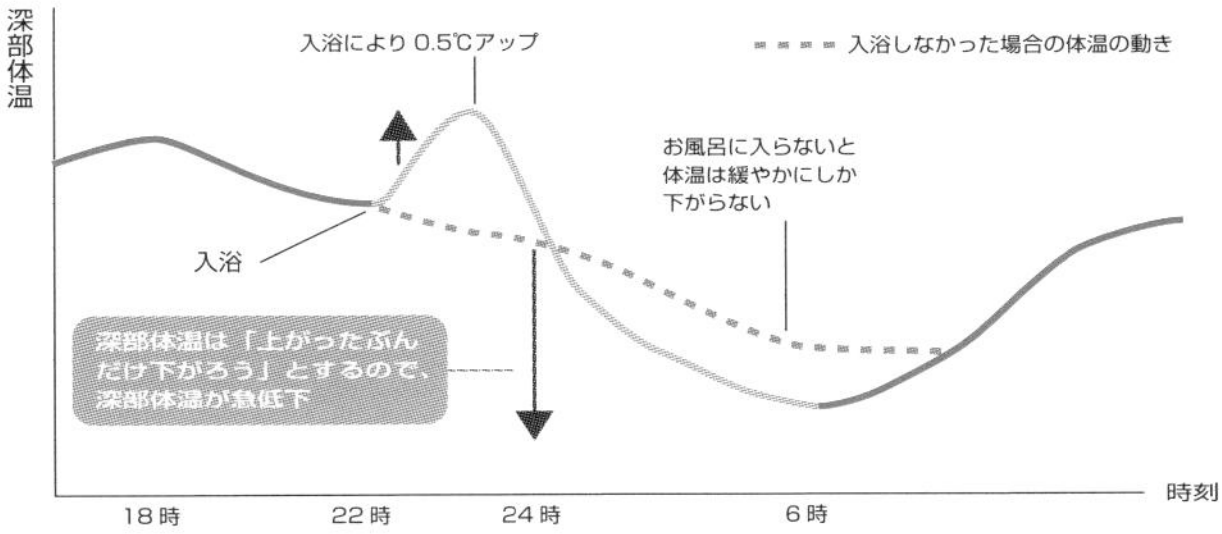

※お風呂で体温を上げるのが「ぐっすり」の秘訣！

（出典）『スタンフォード式　最高の睡眠』（サンマーク出版）p.131の図10より改変

●**22時に入浴**……40℃のお湯に15分浸かる。皮膚体温、深部体温ともにアップ。

●**22時30分、入浴終了**……皮膚温度は約1・2℃、深部体温は0・5℃アップしている。汗をかくことで深部体温が下がる準備ができる。

●**0時にベッドに入る**……体の鏡面から熱放散することで深部体温が元に戻り、さらに下がり始める。

●**0時10分、入眠**……皮膚温度と深部体温の差が2度以内で縮まっていることで、ぐっすり睡眠できている。

タブー5

就寝直前に満腹になるほど食べる

「ダイエットしてから、夜、なかなか寝つけなくなった」
「寝る前にお腹がすいて、目が冴えてしまう」
という声をよく聞きます。

ある動物実験で、寝る前に空腹にして餌を与えないと、通常、夜間には分泌されない覚醒ホルモンの「オレキシン・ハイポクレチン」（視床下部に発現する神経ペプチドで、脳の広範囲に興奮性の投射をし、睡眠覚醒調節、代謝、内分泌依存、ストレスによる鎮痛に関与しています。オレキシン神経系の破綻により、ナルコレプシーという睡眠障害を呈することが報告されています）が分泌されて眠れなくなる、という結果が出ています。

もともと生きる本能として、空腹のときはお腹を満たす欲求が優先されるために、眠気が抑えられるのです。これは動物に限ったことではなく、人にも同じことがいえます（左図参照）。

また、ダイエット中で夕食を抜く人がいますが、お腹がすいている状態では眠くなりにくく、質の良い睡眠につながりません。

もっとも逆に、寝る前にたくさん食べて満腹状態になっても、ぐっすり睡眠ができなくなりま

空腹もしくは食後に脳内で起こる作用

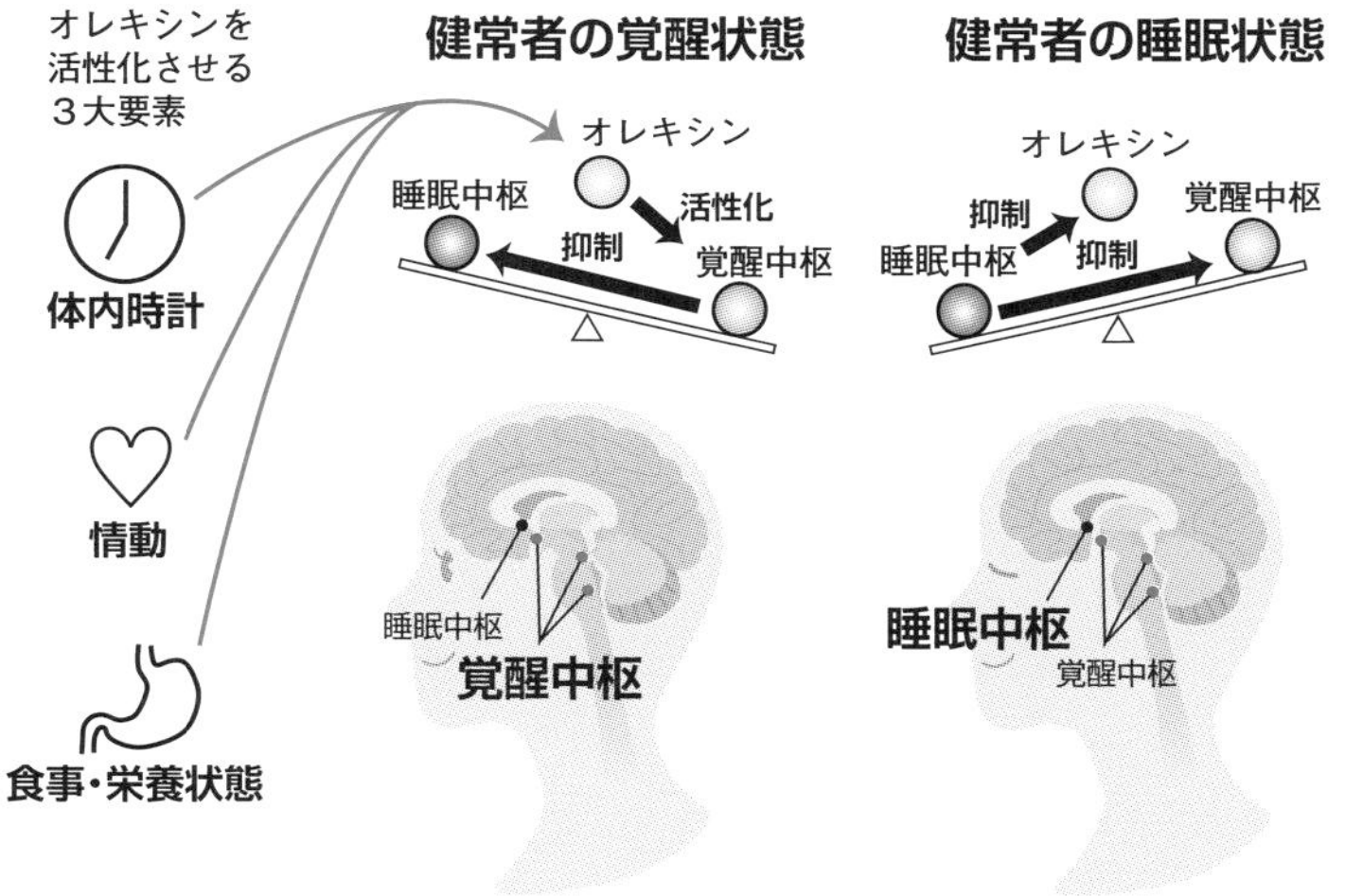

（出典）櫻井武『睡眠の科学』（講談社）（2010）

す。確かに満腹になると眠くはなりますが、胃の中では食べたものを消化するため、体はいつまでたっても休むためにスイッチオフすることができなくなります。

最近の研究結果では、眠りが浅くなるばかりか、夜間に増える時計遺伝子のひとつが、脂肪をためる酵素の働きを高めることがわかっています。

特に寝る前に消化の悪い脂っこいものや刺激のある辛いものを食べると、深い眠りを妨げるばかりか、太る原因にもなるので要注意です。

そこで空腹を感じずにぐっすり睡眠をするためには、寝る時間の３時間前には夕食をすます方が良いでしょう。

例えば、家族で夜7時に夕飯を食べることが決まっていて、寝る時間が23時以降になってしまう人は、寝るまでの間に

4時間以上空くので、当然、寝る前には小腹がすいてしまいます。

そんな時は、消化の良いヨーグルトやカロリーゼロのゼリーを食べるのは問題ないでしょう。また は、どうしても寝る時間を早くするのが難しい場合は、夕飯の時間をもう少し遅い時間にずらしたほうがいいかもしれません。

いずれにせよ、睡眠と覚醒、食事の関係は密接につながっています。寝る前のドカ食いがやめられない人は、夕飯の時間を調整する、消化の良いもので小腹を満たす、という方法を試してみてください。特に夕食で脂っこいものを食べてすぐに就寝すると、胃液が食道に逆流してムカムカして眠れなくなる逆流性食道炎を引き起こすこともあります。

また、寝る前に食べることの弊害は、便秘になりがちだということ。睡眠時は胃腸の働きが鈍いため、寝る直前に食事をすると消化不良を起こし、便が固まりやすくなります。就寝までの3時間前に食べ終えておけば、消化が十分にされるので便秘の悩みは解消されます。

ただ、仕事の関係や残業などでどうしても夕食が遅い時間になる人もいると思います。夜遅く食べると、次の日の朝は食欲がわかずに朝食を抜くことが多くなります。これを繰り返していくと、体内時計もどんどんずれていってしまいます。

理想は夕食から翌日の朝食まで「10時間」空くとよいといわれています。仕事が夜遅く夕食も遅くなってしまう場合は、残業前に食事をして、帰宅後は軽食だけにしましょう。

このように分けて食べることによって、寝る前に食べる量を減らすことができます。もちろん、お腹がすいていなければ、寝る前には食べずに寝る方がよいでしょう。

また、平日はどうしても夕食の時間の調整が難しい場合は、休日の夕食は寝る3時間前にはすますようにしましょう。休日は、いつもより早めに夕食を摂ることで、睡眠に影響が出ないように体内時計を整えてみると、翌日、スッキリ目覚めることができます。

コラム

寝ないと太ることを女性はうすうす気づいていた

化粧品やサプリメントを扱う会社が、２０１３年に20歳〜49歳の日本人女性５１７人を対象に「睡眠に関するアンケート」を行った結果があります。

質問は、「睡眠時間は美容に関係あるといわれていますが、睡眠不足の時に感じたことを教えてください」というもので、その回答として一番多かったのは、集中力の低下（69・２％）で、美容に関連する回答で多かったものは、「目の下のくま」（58・４％）と「肌荒れ」（55・９％）、「むくみ」（30・８％）ですが、なんと15・１％が「体重の増大（太る）」と回答していました。

睡眠時間の短い女性が太るということは、本文でも述べましたように、２００２年に実施された米国での１００万人の疫学調査で初めて明らかになり、メディアでも非常に話題になったのですが、「眠らないと太る」ということは、日本でも多くの女性が、美容だけに、肌で感じていたのです。

column

睡眠不足と美容に関してのアンケート

睡眠不足のときに感じたことを教えてください
（複数回答可／20歳～49歳の女性517人）

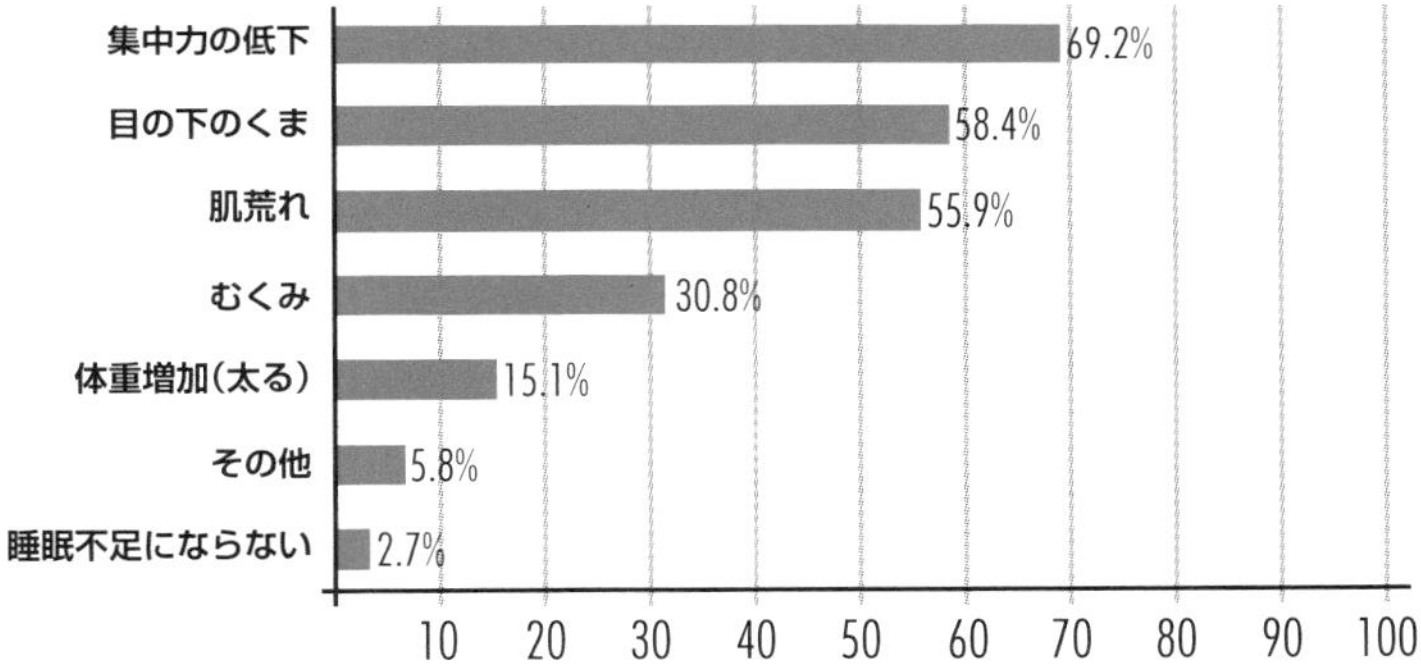

（出典）「睡眠に関するアンケート」（株式会社エムジェイラボ）

column

女性は寝不足で「肌荒れ」以外に「太る」ことを実感していた！

女性たちへのアンケートで、寝不足になると「集中力の低下」「肌荒れ」以外にも、「太る」ことを実感している結果が出ています。「眠らないと太る」という事実は、多くの女性たちが経験していることが分かりました。

タブー6

布団の中で、つい考えごとをしてしまう

寝る時にベッドの中でいろいろと考えごとをしていたら、眠れなくなった、という経験は誰でもあるかと思います。仕事や人間関係での悩みや心配ごと、不安などでストレスにさらされると、脳はアドレナリンというホルモンを分泌するようになります。

もともとアドレナリンは一時的に分泌され、そのあと収まるのですが、悩みや心配ごとが長引いて、寝る時についあれこれ考えごとをしてしまうのが習慣になってしまうと、アドレナリンだけでなく、覚醒を導くコルチゾールというストレスホルモンも分泌します。

ストレスが長期化してコルチゾールが増えると、睡眠にとって重要なホルモンである、セロトニンとメラトニンの分泌が減ることがわかっています。

幸福ホルモンと呼ばれるセロトニンは、夜になると睡眠ホルモンであるメラトニンに変わります。この二つのホルモンがたっぷり出ているときは、ぐっすり睡眠ができるのですが、**悩みごとを抱えてストレスを感じていると、この二つのホルモンの分泌が減少してしまい、寝つきが悪くなってしまいます。**

また、不安による強いストレスがあると、眠りについてからも浅い眠りのレム睡眠の時間が増

えてきます。すると、深い睡眠のノンレム睡眠が減り、眠っている時も脳の疲れを解消できなくなってしまうのです。

悩みが雪だるまのようにふくらんで、夜、なかなか寝つけない場合は、次のことを試してみましょう。

●頭の中だけで悩みごとを考えるのではなく、紙に実際に書き出してみる。

↓悩みや不安を書き出すことで、気持ちの整理がつき、解説策が見えてくることがあります。

●寝る前に瞑想して、横隔膜で深く深呼吸してみる。

↓交感神経が優位になっているときは、呼吸が浅くなっています。お腹から深く深呼吸することで、副交感神経が優位になりリラックスします。

●泣ける映画や音楽を聴いて、涙活してみる。

↓涙を流すと、押さえ込まれていた感情が発散され、気持ちが落ち着くこともあります。涙にはストレスホルモンのコルチゾールの放出を刺激するホルモンも含まれ、流涙で一緒に排出されるというデータもあります。

寝る前に少しでも気持ちの切り替えができるようになれば、眠りのスイッチを入れることができます。

寝る前に悩み癖のある人は、ぜひ試してみてはいかがでしょうか。

コラム

column

理想の枕は「？」だが、一つ言えることがある

「理想の枕はどういったものですか？」とよく聞かれます。

これまで私は、個人差、好みの差が大きく、絶対解はないが、適切な形状・高さの枕を選ばないと気道が曲がり、睡眠時の無呼吸などのリスクを高める可能性がある、と答えていました。

私がこれまでの返答を変えたのは、熱がこもる低反発素材の枕を各部屋に装備し、それを「売り物」にしているホテルに泊まった時に、これは「間違っている」と思ったからです。

確かに低反発の枕は頭の座りがよく、しっくりくるのですが、重大な欠点は、就寝中に汗をかいて熱がこもり、蒸し暑いことです。

頭の温度は深部体温の動きと同じで、就寝時には下降し、脳の温度が下降することで動物は眠るのです。

枕で頭に熱がこもると、当然、良い睡眠が妨げられます。枕の素材としては通気性の良いものが好まれるのですが、そういった枕（多くは高反発）は中央部の反発力が強く、通常の綿や羽毛

の枕のように中央部が分厚いと頭の座りが悪く、寝ているうちに頭がずり落ち、枕としてほとんど機能しませんでした。

それなら自分たちで理想の枕を作ろうと、今回、私が代表を務める株式会社ブレインスリープから、通気性の良い高反発の素材で、低反発の感触をもった枕を製造し、「脳が眠る枕（ブレインスリープピロー）」と名付け、販売を開始しました。興味のある方はぜひ一度試してみて下さい。

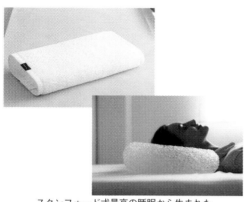

スタンフォード式最高の睡眠から生まれた
BRAIN SLEEP PILLOW

特長

ブレインスリープピローは、睡眠の質をあげる「黄金の 90 分」を生み出す機能を搭載

①頭を冷やす
頭の温度は深部体温と同様、就寝中に下がります。枕で頭部を冷やすことで自然な眠りを誘います。

②自分に合ってくる枕
自分の首や頭の形に1週間ほどでフィットしてきます。寝起きの首や肩の痛みや不快感を軽減、寝返りがしやすいことで途中覚醒しづらくなります。

③常に清潔
頭皮の皮脂や汚れが蓄積されることでダニやカビが発生しやすくなります。ブレインスリープピローでは、洗浄可能で常に清潔な環境にしておくことができます。

お求めは EC サイトで！
最高の睡眠をギフトする
セレクトショップ**「zzzLand」**

column

タブー7

休日に寝だめをしてしまう

「平日、どんなに忙しくても週末に寝だめをするから平気！」と思っていませんか？

普段、どんなに睡眠不足でも、自由な時間がある休日にたっぷり寝ておけば大丈夫と思うのは、残念ながら間違っています。

月曜日から金曜日まで会社で働いたとして、金曜の夜はきっと、「明日は休みだから夜更かししよう」と、夜遅くまでテレビを見たりゲームをしたり、趣味の時間で費やしたりしてしまうと思います。

そして結局、翌日の土曜日は、目が覚めるまで眠り続けて、気がつけば昼過ぎだった、ということになるでしょう。寝だめをして足りない睡眠時間を補っているはずですが、起きてみると余計に体がだるかったり、頭が重かったりする経験はありませんか？

このように、週末に極端な朝寝坊をして不規則な生活をすると、体内時計が乱れてホルモンバランスを崩してしまいます。朝日を浴びることなく寝だめをすることで、メラトニンの分泌が悪くなり、睡眠と覚醒のリズムが乱れて、よけいに体がだるくなってしまうのです。

結局、土曜日の夜は昼過ぎまで寝てしまったため、早く寝られずに、深夜まで起き続けることになります。それは翌日の日曜日の生活リズムにまで悪影響を及ぼしてしまうのです。

そして月曜日の朝。すっかり体内時計がずれた状態で、いつも通りの時間に起きると、体はすっかり「時差ぼけ状態」になっています。

では、週末に日頃の睡眠不足をどのように解消すればいいのでしょうか。それは、平日に起きる時間から2時間オーバーの時間に起きることをオススメします。休日、普段より2時間以上も長く寝る人は「睡眠負債」が貯まっている可能性が高いです。

例えば、普段、朝の7時に起きているならば、**週末は2時間オーバーの9時までには起きるようにしましょう。2時間以内のズレならば、「時差ぼけ状態」も最小にすみます。**

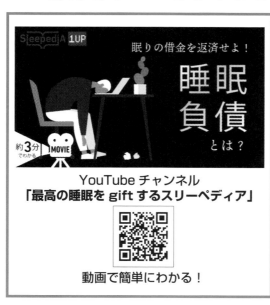

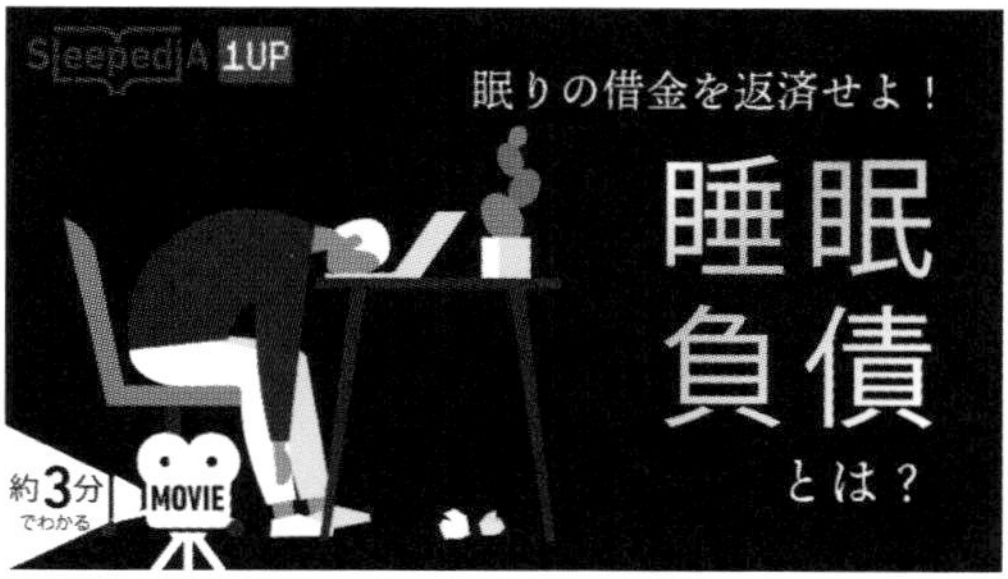

YouTube チャンネル
「最高の睡眠を gift するスリーペディア」

動画で簡単にわかる！

または、昼寝をするのもオススメです。12時から15時の間で1、2時間昼寝をすると、夜の睡眠に影響せずに、睡眠不足を解消することができます。

週末の睡眠時間の取り方次第で、週明けの月曜日を爽快に迎えられます。極端な寝だめはせずに、睡眠不足を少しずつ解消していきましょう。

第4章

ぐっすり睡眠を目指すための7daysメソッド

7日間で、あなたの睡眠をアップデート

今から睡眠の質を高めるため、1日1日簡単に生活に取り組むことができ、7日間で自分に合った睡眠ルーティーンを身につけることを目的にしたメソッドを紹介します。もちろんこのメソッドのみでは睡眠の疾患、病気を治すことにはなりませんが、ご自身の睡眠の不調を感じている方の改善のきっかけになればと思います。

また今回はこの書籍の中で読んで学ぶだけでなく、自宅でわかりやすく実践し、〝最高の睡眠〟を身につけてもうらためには、「BeatFit」というフィットネス音声アプリと連携して、7日間のカリキュラムを組みました。次ページ以降にあるＱＲコードから、本書付録の音声ガイドのカリキュラムにアクセスすることができます。この本を片手に音声ガイドも活用してみてください。

それでは今までの睡眠に関するノウハウを踏まえて、本メソッドは睡眠の質を高めるために、「心・体・技」の3つのアプローチに分けて、実践しましょう。

▼3つのアプローチ説明

心（こころ）：眠る前に自律神経を整えて、落ち着いたモノトナスな状態にすること

体（からだ）：からだの柔軟性を高めて、コリや痛みがない健全な状態にすること

技（わざ）：睡眠の質を高めることに最も重要な、深部体温のリズムを整えること

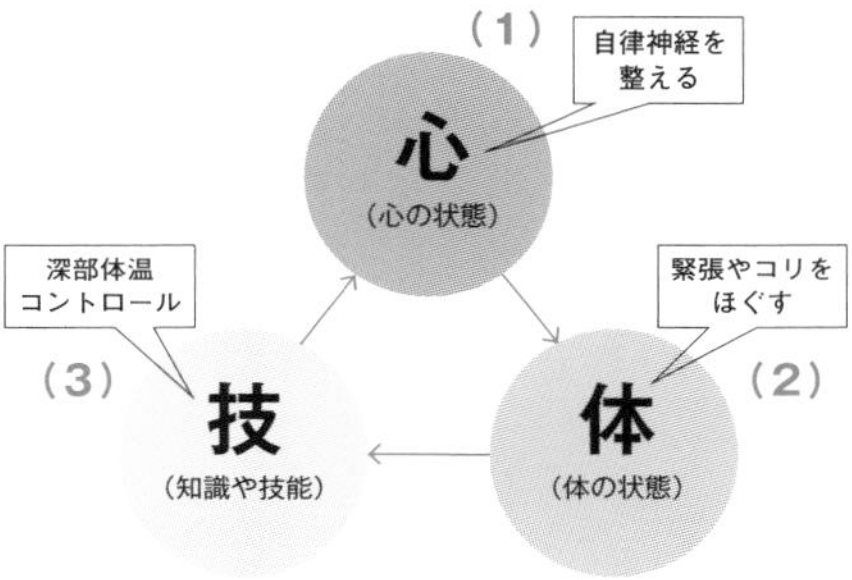

何度もお伝えしますが、睡眠は非常に「乱れやすい」性質があり、寝室の温度や照明などの〝外部環境〟や、不安などの〝精神的要因〟、体の痛みや不調などの〝身体的要因〟などの影響を受け、簡単に乱れてしまいます。

まず、（1）「心」をリラックスすることを心がけ、（2）「体」を正常な状態に整えます。そしてさらに今回の実践では、（3）睡眠時の深部体温変化にも意識を向けて、良質な睡眠を得るためのTIPS、すなわち「技」も紹介したいと思います。

心体技3つのアプローチで、睡眠の質を改善させる構成になっておりますので、7日間でいろいろなクラスを実践いただき、ご自身が心地良く眠れるルーティンを是非発見してみてください。

それでは、7daysメソッドを始めていきましょう。

アプリと連動！ 7daysメソッド特別プログラムを実践しましょう

ブレインスリープ独自の睡眠メソッドの実践プログラムと、フィットネス音声アプリ「BeatFit」がコラボしたことにより、より良い睡眠へのアプローチを実現しました。

BeatFit は各分野の専門トレーナーがトレーニングやマインドフルネスをガイドしてくれる、フィットネスアプリ。ブレインスリープとコラボした特別プログラムでは、本書で解説した【心・体・技】のアプローチを聴くだけで実践できるよう、7クラスで構成しています。

就寝前に効果的なストレッチ、マインドフルネス、入眠専用物語から、コリ解消ストレッチまで、アプリ1つで高い質の睡眠習慣づくりをサポートします。

本書では、ぐっすり睡眠へと誘う「7days メソッド特別プログラム」を音声付録とともに実体験していただけます。

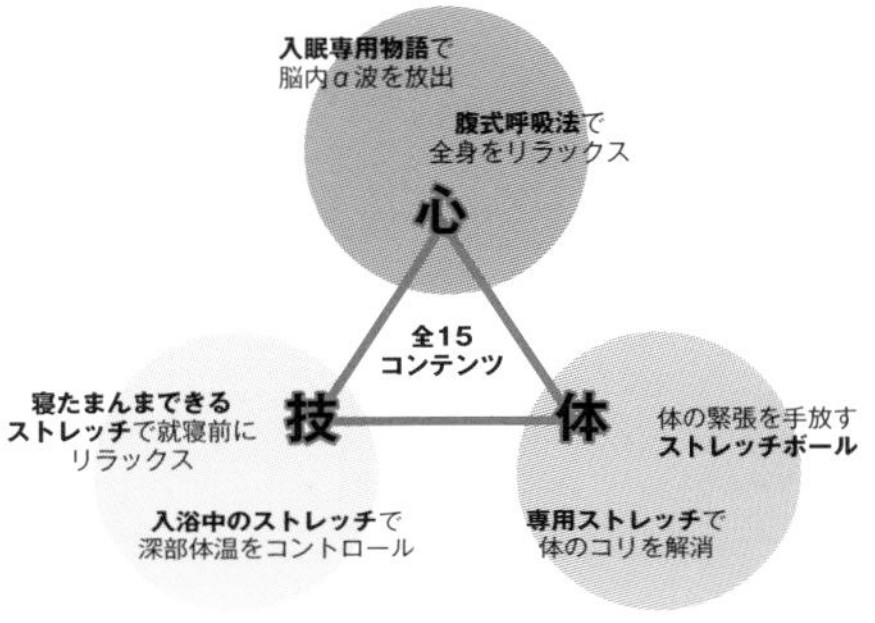

●7日間で睡眠を変えるプログラム

ブレインスリープ独自の睡眠メソッドを体感するために作成した特別プログラム。
このプログラムをクリアすることで、本書のメソッドを余すことなく活用することができます。あなたにぴったりの睡眠ルーティーンを身に着けましょう！

●プログラムの特徴

＊7日間で1日1つずつクリアしましょう。
＊7日間の中で、ご自身に合ったクラスや、心体技のアプローチを見つけましょう。
＊7日間のクラスを終えたらご自身のルーティーンを決めてみましょう。
＊BeatFit アプリでは、本書で紹介する7つ以外にもオススメのクラスを紹介しています。
　1か月無料で使えるので、ぜひダウンロードしてご自身のお気に入りを見つけましょう。

●プログラムの特徴

day		タイミング	クラス名	効果
1	心	就寝前	至福の休息　シャバーサナ	脳内にα波を出す、緊張緩和（リラックス）
2	体	就寝前	癒しの寝たままストレッチ5	緊張緩和（リラックス）、肩や腰のコリを解消
3	技	入浴時	癒しのリラックス Bath タイム	深部体温を上げて下げる、緊張緩和（リラックス）
4	心	就寝前	砂漠を走る赤い寝台列車	退屈・単調、脳内にα波を出す、緊張緩和（リラックス）
5	体	日中	首こり改善ストレッチ	肩や腰のコリを解消
6	技	就寝前	癒しの寝たままストレッチ	深部体温を上げて下げる、緊張緩和（リラックス）
7	心	就寝前	就寝前の全身リラックス瞑想	自律神経を整える、脳内にα波を出す、緊張緩和（リラックス）

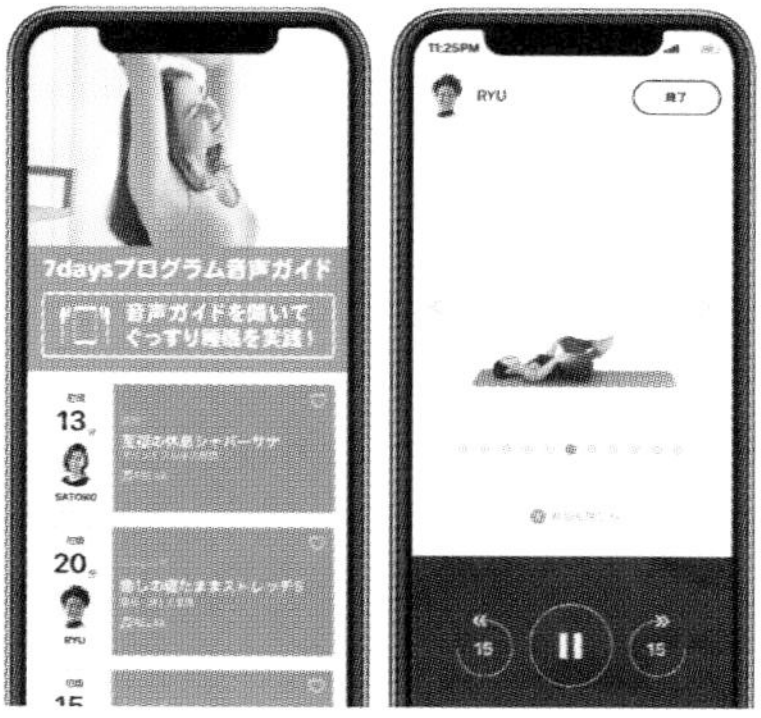

BeatFit
音声ガイド付録で実践！

書籍購入者特典
音声ガイド公開中！

**プロコーチの音声ガイドで
7daysプログラムを始めよう！**

DAY 1

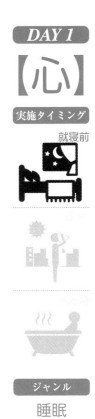

【心】

実施タイミング

就寝前

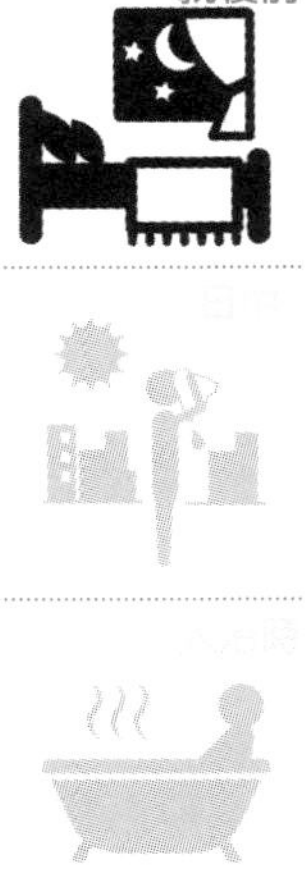

ジャンル

睡眠

所要時間

12分

脳内にα波を出して、リラックスし、睡眠の質を向上

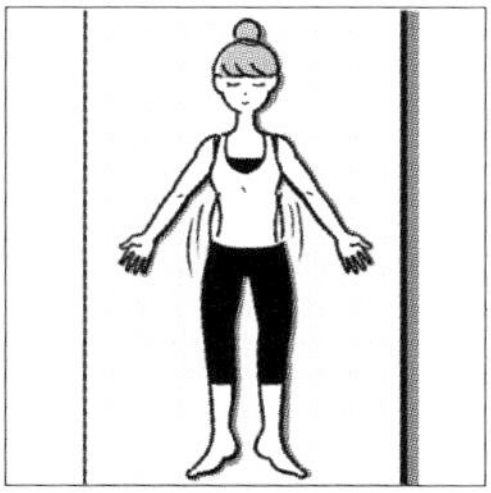

1 仰向けに寝て体を揺らす

マットを敷くかベッドの上で、仰向けに寝る。クラゲをイメージして体をユラユラ揺らす。

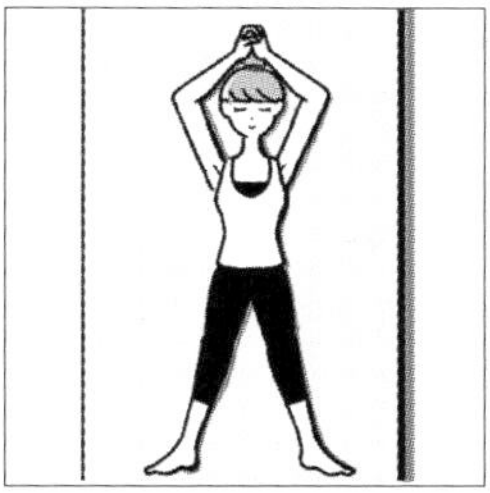

2 両手両足を思いきり伸ばす

今度は両手を頭の上で組んで息を吸いながら手足を伸ばしたら、息を吐く。両手を体の横に戻して両足を肩幅より少し広めにキープ。

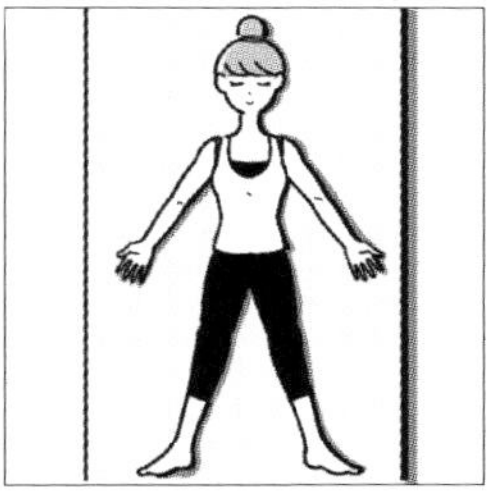

3 目を閉じて全身の力を抜く

手のひらを天井に向けて全身の力を抜いていく。頭からつま先まで、体の背面から床に沈み込むようなイメージで。鼻で呼吸をしながらリラックスする。

これをBeatFit音声ガイドでやってみよう！

至福の休息 シャバーサナ

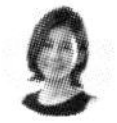

SATOKO先生

数あるヨガポーズの中でも、究極のリラクゼーションポーズと呼ばれるシャバーサナ。体を揺らしたり、伸びをして緊張をほぐした後、心と体を癒すポーズをガイドに沿って深めていきます。

<効果>
脳内にα波を出す、緊張緩和（リラックス）

書籍購入者特典の音声ガイドで
7daysプログラムを実践しよう！

DAY 2

【体】

実施タイミング

就寝前

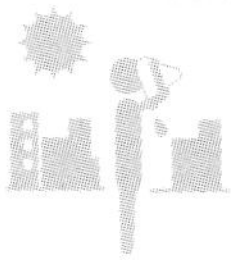

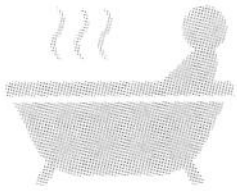

ジャンル

ストレッチ

所要時間

20分

緊張を解放して、
肩や腰のしつこいコリを解消

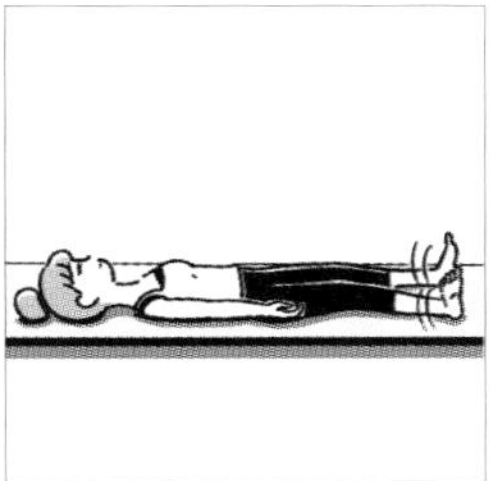

1 寝ながら足首を回す

ベッドに仰向けに寝たら、両足の足首を曲げたり伸ばしたりする。次に両足首だけを内回し、外回しにゆっくりと回していく。

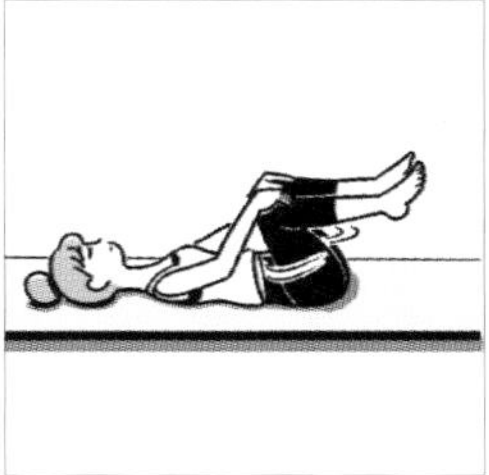

2 股関節をゆっくり回す

両足を上げてすねが床と90度になるように膝と股関節を曲げる。両手で両膝を持って股関節を内回し、外回しにゆっくりと円を描くように回していく。

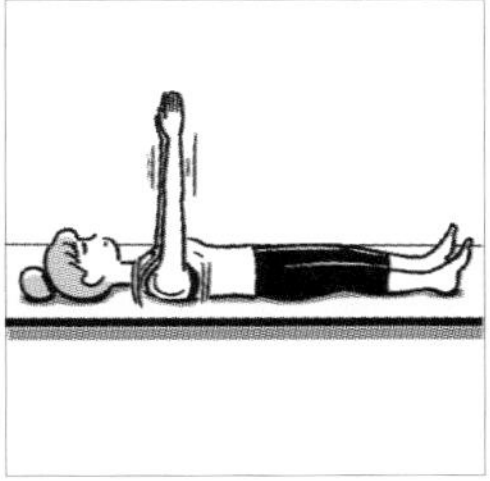

3 肩甲骨と首のコリをほぐす

両手を天井に向かって伸ばしたら、肩から上に伸ばす、脱力、を繰り返して肩甲骨を開いたり閉じたりする。次に腕は体の横に戻し、首を左右にゆっくりと倒す。

これをBeatFit音声ガイドでやってみよう！

癒しの寝たままストレッチ5

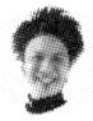

RYU先生

ゆらゆらと体を動かしながら、関節のつまりや筋肉のコリをほぐしていくモビライゼーションストレッチ。可動域も広げることができます。
日常の力みやストレスから解放され、1日の疲れをリセットしましょう。

<効果>
緊張緩和（リラックス）、肩や腰のコリを解消

書籍購入者特典の音声ガイドで
7daysプログラムを実践しよう！

DAY 3

【技】

実施タイミング

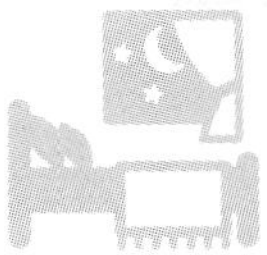

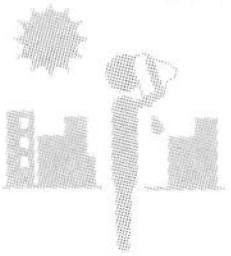

入浴時

ジャンル

ストレッチ

所要時間

15分

深部体温を一時的に上げて下げるリラックス

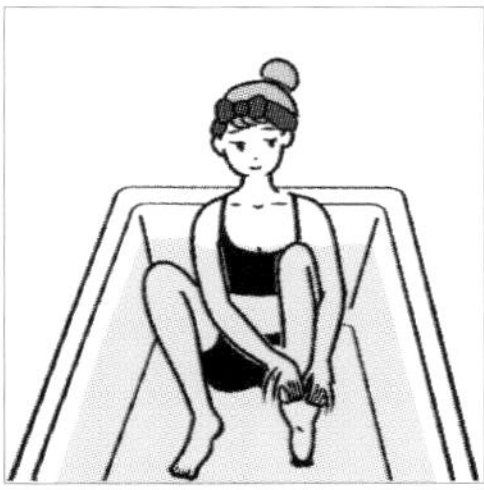

1 伸びをしたら両足の指をほぐす

バスタブの中で大きく深呼吸しながら、両手を組んで天井に向かって伸びをする。次に両手で足の指を前後左右にほぐしていく。

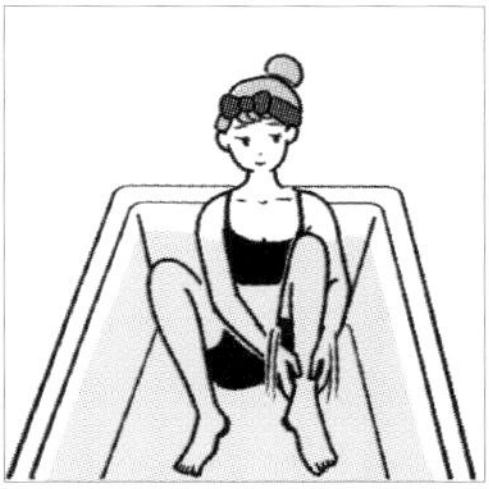

2 疲れがたまった脚をマッサージ

片足ずつ足先から足の付け根に向かって両方の手のひらで押すようにマッサージ。疲れている箇所は念入りに。

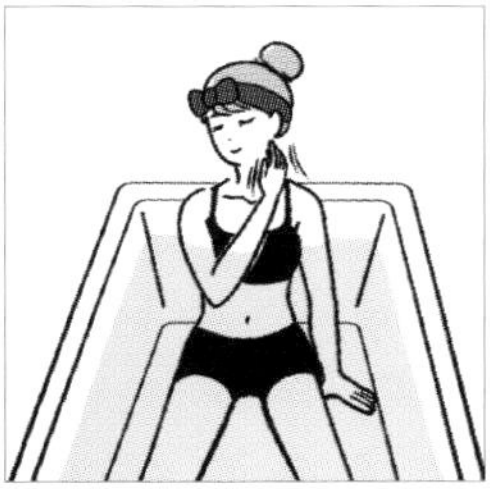

3 首から肩をほぐしていく

左手で首の右側を、4本の指で押しながら滑らせてマッサージ。反対側も行ったら、手で頭を包み込むようにして指の腹で頭皮を押してセルフマッサージ。

これをBeatFit音声ガイドでやってみよう！

癒しのリラックスBathタイム

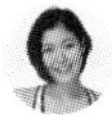

KOTONE先生

いつものバスタイムを癒し時間にするクラスです。
足や肩のセルフマッサージをしたり、頭皮や目の疲れも取っていきます。
BGMにもぜひ耳を傾けて、身体と一緒に心もほぐし、
眠りにつく準備をしていきましょう。

<効果>
深部体温を一時的に上げて下げる、緊張緩和（リラックス）

書籍購入者特典の音声ガイドで
7daysプログラムを実践しよう！

DAY 4

【心】

実施タイミング

就寝前

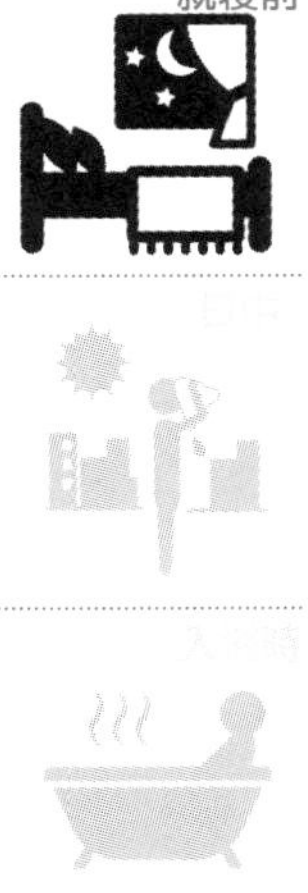

ジャンル

睡眠

所要時間

28分

心地いいBGMとお話を聞きながら、脳内にα波を出す

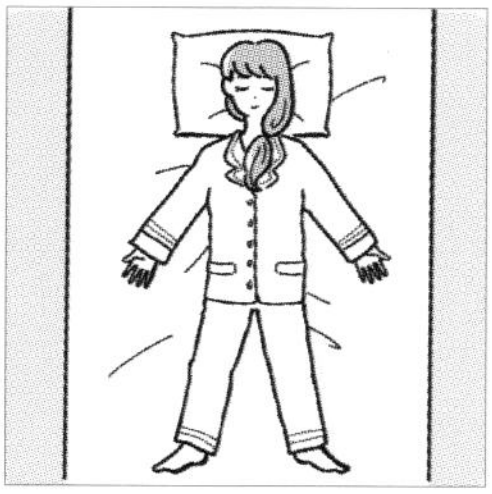

1 仰向けで全身脱力する

ベッドに寝転んで、心地いいポジションを作る。大きく手足を伸ばして深呼吸。腕を体の横に戻し、手のひらを上に向けて脱力する。

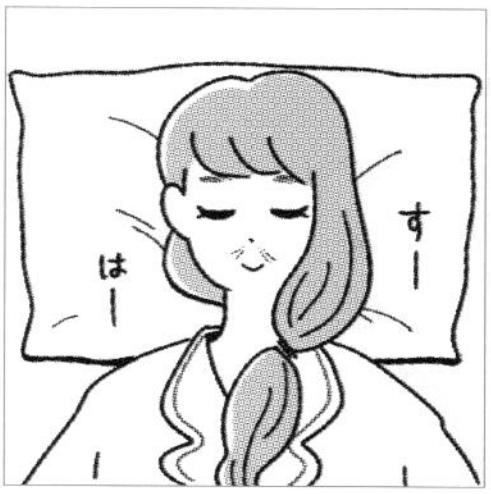

2 深くゆっくり呼吸をする

ストーリーが始まったら、意識してゆっくりと鼻から息を吸って鼻から息を吐いていく。新鮮な空気を自分に摂り入れていくイメージ。

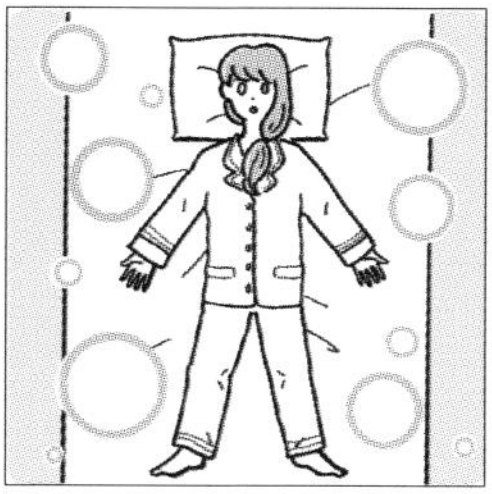

3 ストーリーを頭にイメージ

目を閉じ、深く呼吸を続けながらストーリーに耳を傾ける。話の内容をイメージしながら、さらに全身の力を抜いてリラックス。

これをBeatFit音声ガイドでやってみよう！

砂漠を走る赤い寝台列車

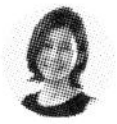

SATOKO先生

就寝前に聴いてリラックスするための入眠専用物語、スリープストーリーです。リラックス状態をつくり、心地よい眠りに導きます。
このクラスでは、イランの砂漠を走る、「赤い寝台列車」に乗って旅に出ます。異国情緒漂うBGMに身を委ね、ゆったりとした気持ちで一日の疲れを癒しましょう。

<効果>
退屈・単調、脳内にα波を出す、緊張緩和（リラックス）

書籍購入者特典の音声ガイドで
7daysプログラムを実践しよう！

DAY 5

【体】

実施タイミング

就寝前

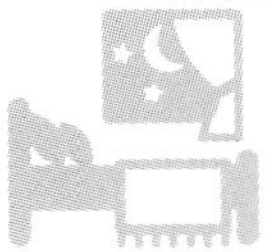

日中

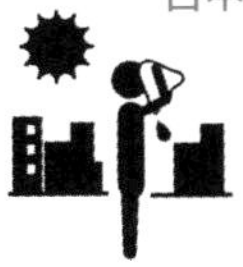

入浴後

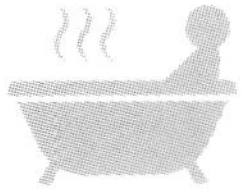

ジャンル

ストレッチ

所要時間

16分

首や肩のしつこいコリを解消

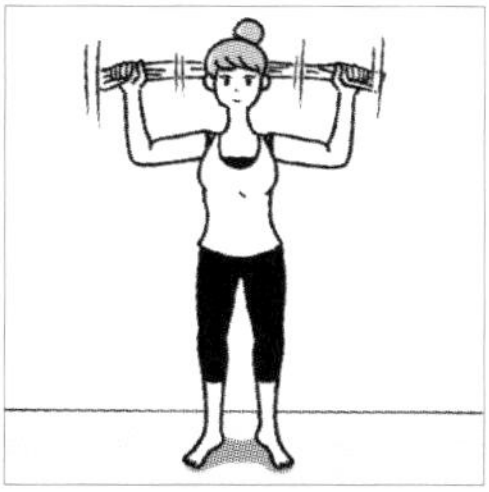

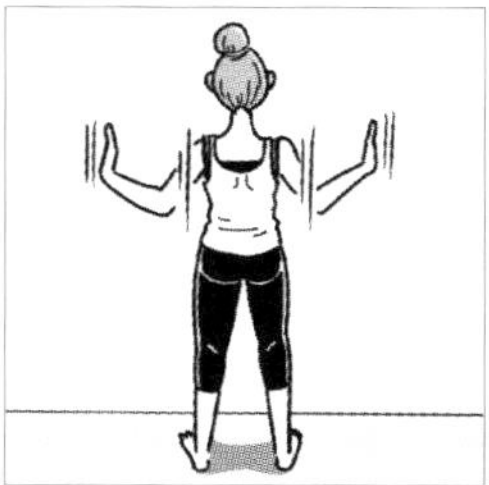

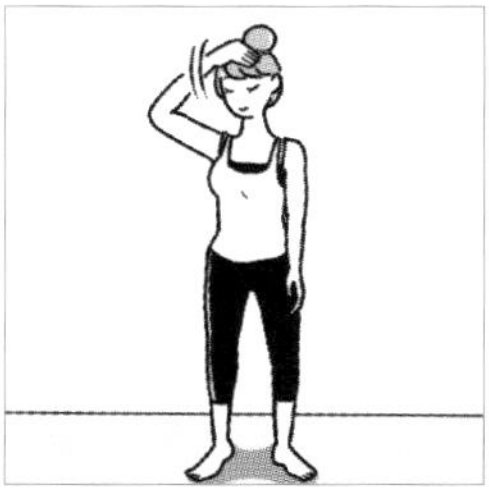

1 タオルを使って肩ストレッチ

タオルの両端を両手で持ち、バンザイのように頭上に上げたら頭の後ろにゆっくり下げる。肩甲骨同士をつけるイメージで。

2 肩甲骨を動かす

タオルは使わず手のひらを外側に向けて両手をバンザイしたら、両手を胸の横の位置まで下ろす。このとき吸いながら伸ばして吐きながら下ろす。肩甲骨が動くことを意識して。

3 首をゆっくり動かしてストレッチ

上下左右を見るように首をひねる。右手で頭をもって右方向へストレッチ。左も同様に。両手を頭の後ろで組んで前方へ。両手で首の付け根を押さえて首を後ろへ倒す。最後に首をゆっくりぐるりと回す。

これをBeatFit音声ガイドでやってみよう！

首こり改善ストレッチ

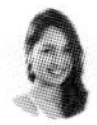

RUMI先生

スマホ操作やパソコン仕事が続くと気になる首のコリとストレートネックを改善していきます。
首だけでなく、背中・肩甲骨から姿勢を整えることで、首のダルさ解消だけでなく、美しい姿勢もゲットしましょう。

<効果>
肩や腰のコリを解消

書籍購入者特典の音声ガイドで
7daysプログラムを実践しよう！

DAY 6

【技】

実施タイミング

就寝前

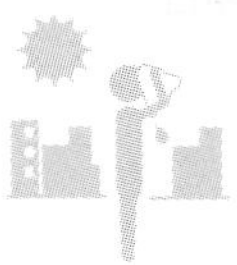

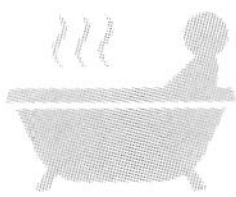

ジャンル

ストレッチ

所要時間

18分

深部体温を一時的に上げて下げるリラックス

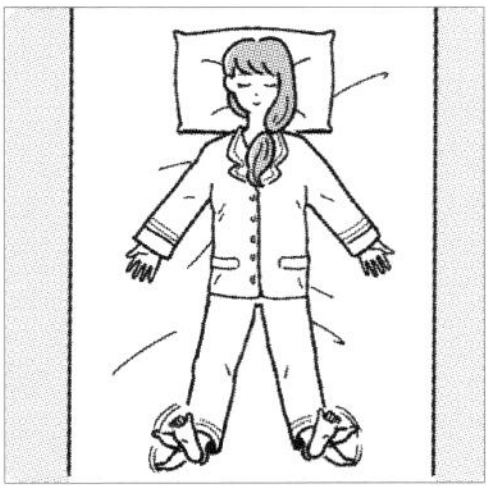

1 つま先、足首を動かす

ベッドに仰向けに寝た状態で大きく深呼吸。足のつま先を遠くに伸ばしたら、つま先を起こすを繰り返す。次に足首を内回し、外回しに大きく回す。

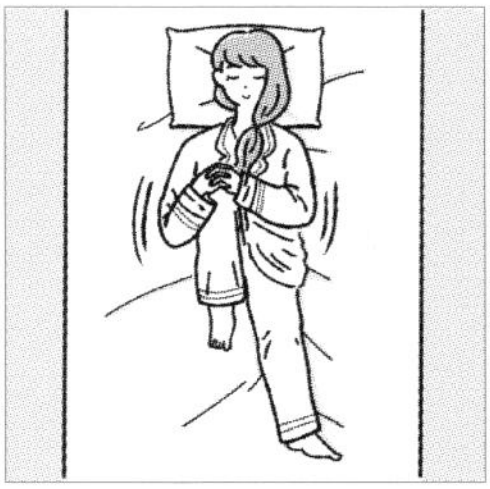

2 太もも、お尻のストレッチ

両足の膝を曲げて、両手で右ひざを抱えて胸のほうへ引き寄せたら、左の足はまっすぐ伸ばす。左側も同様にストレッチ。

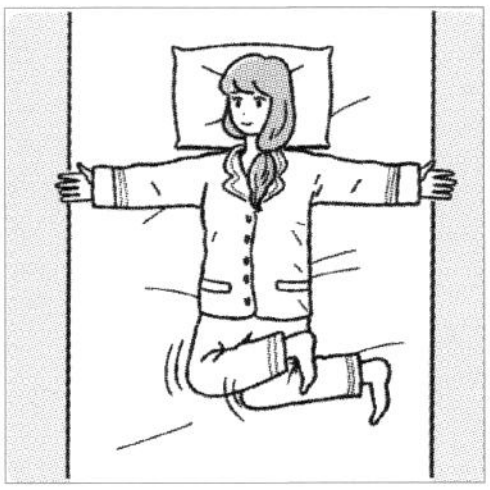

3 太もも、腰のストレッチ

両手で両ひざを抱えたら胸の方に引き寄せる。次に右足を左足にかけて右方向へ倒す。左足も同様にストレッチ。

これをBeatFit音声ガイドでやってみよう！

癒しの寝たままストレッチ

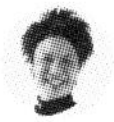

RYU先生

眠ってしまいそうなほど心地よい、寝たまんまストレッチ。
トレーニング後はもちろん、お風呂上がり、寝る前、リラックスしたい時にもオススメです。寝落ち注意！

<効果>
深部体温を上げて下げる、緊張緩和（リラックス）

書籍購入者特典の音声ガイドで
7daysプログラムを実践しよう！

DAY 7

【心】

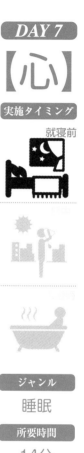

実施タイミング

就寝前

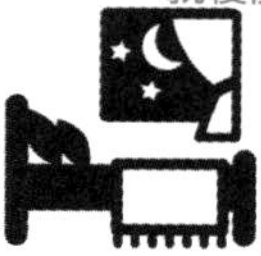

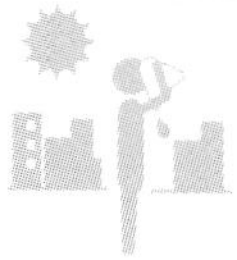

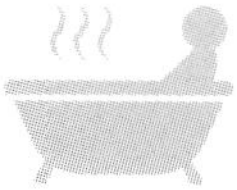

ジャンル

睡眠

所要時間

14分

自律神経を整えて、脳内にα波を出す

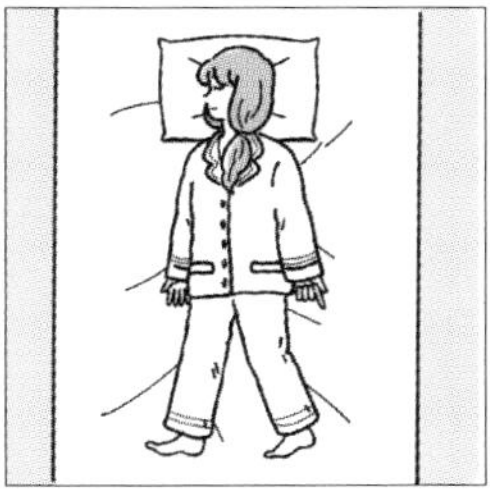

1 首と肩の筋を伸ばす

ベッドに仰向けに寝て、目を閉じたまま、顔を右に。左手の人差し指を遠くに伸ばす。今度は顔を左にして右の人差し指を伸ばす。

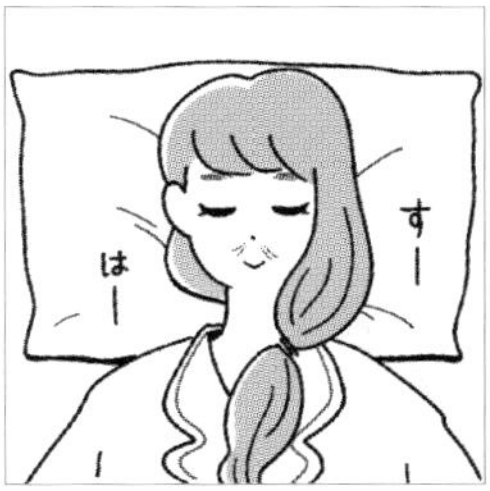

2 体の力を脱力し、頭を空っぽに

顔を正面にして深呼吸し、体が沈んでいく感覚で頭を空っぽにする。つま先から足首、ふくらはぎ、お腹、背中、指先、あごの力を抜いていく。

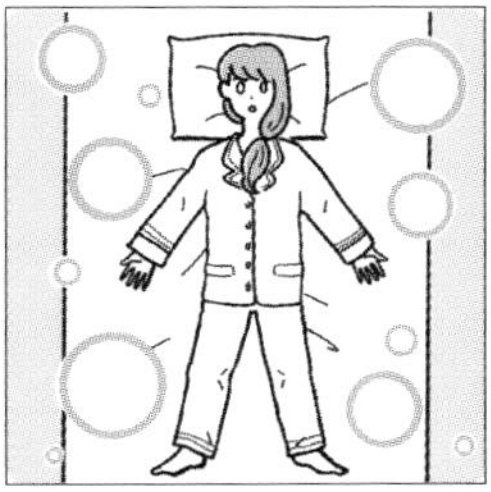

3 深く息をしながらリラックス

鼻から息を吸って口から深く吐く。全身の力が抜けたまま、リラックス。そのまま寝てしまってもOK。

これをBeatFit音声ガイドでやってみよう！

就寝前の全身リラックス瞑想

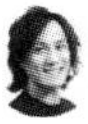

KEISUKE先生

なかなか寝付けない夜や、どっと疲れた日の就寝前に
特にオススメのクラスです。
全身の力をゆっくりと抜いていき、身体と空気の境界線がなくなってしまったような心地よさを感じてみましょう。

<効果>
自律神経を整える、脳内にα波を出す、緊張緩和（リラックス）

書籍購入者特典の音声ガイドで
7daysプログラムを実践しよう！

最高の睡眠メソッド

ULTIMATE SLEEP METHOD 10

睡眠に関して悩みがあっても、まず何から改善すればいいいのかわからない人は多いと思います。

そこでここからは、本書の監修を務める西野精治先生の著書『スタンフォード式最高の睡眠』（サンマーク出版）から、とっておきのメソッド10を紹介していきます。

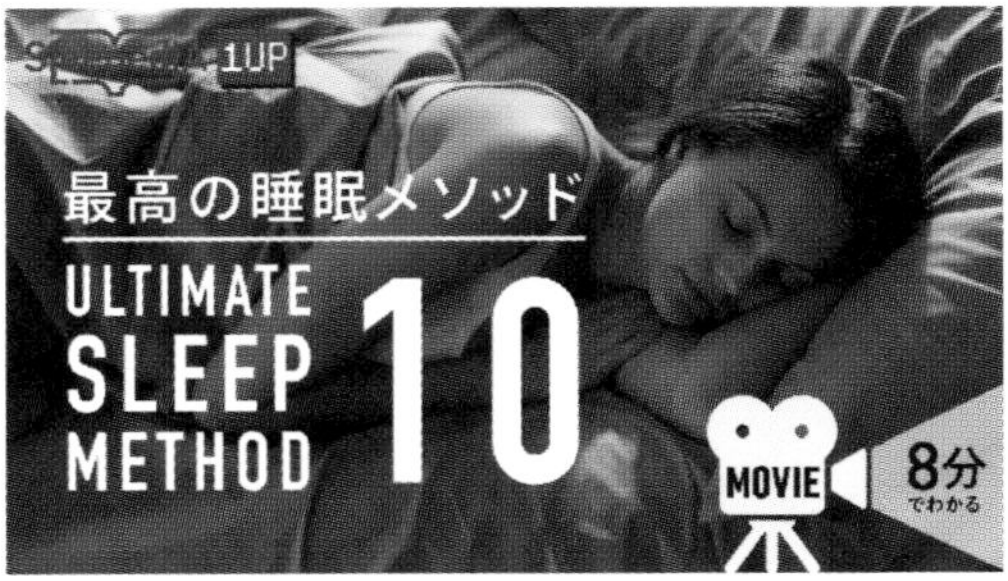

動画で簡単にわかる！

YouTubeチャンネル**「最高の睡眠をgiftするスリーペディア」**

method 1

起床時間のアラームは、2段階で設定する

Scense
朝
昼
夜

Point

- □1回目と2回目を20分ほどあけて設定する
- □1回目の設定は「ごく微音で短く」する
- □どちらかが起きやすいタイミングになる

アラームは「微音で短く」「間隔をあけて」

スッキリ目覚めるためには、覚醒への準備に入るレム睡眠時やその前後に起きるのが望ましく、2段階でアラームを設定することをオススメします。

レム睡眠は脳が起きている状態なので、少しの刺激や音でも起きやすくなるのです。アラームは「ごく微音で短く」「20分ほど間隔をあけて」設定するのがポイント。朝方には、レム睡眠の出現頻度が高くなるので、1度目のアラームで起きられなくても、2度目で目覚めやすくなります。

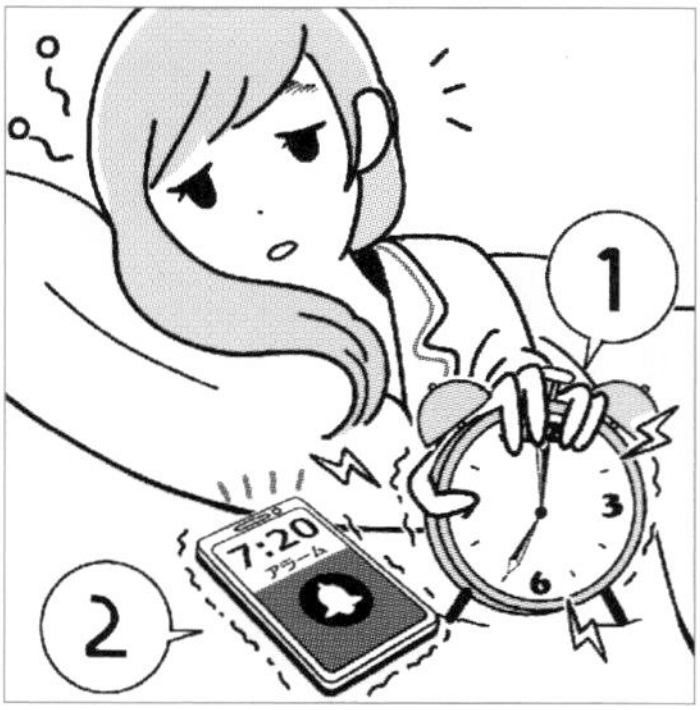

機械音より鳥のさえずりや川の流れる音のほうが目覚めが良いなら、お気に入りの音に設定しても良いでしょう。

method 2

目が覚めたら、カーテンを開けて日光を浴びる

Scense
朝
昼
夜

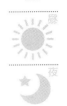

Point

- □朝、起きたらまずはカーテンを開ける
- □曇りや雨の日でも日光の作用は有効
- □寝室のカーテンは遮光にして暗くする

朝、日光を浴びることで覚醒と熟睡を手に入れる！

朝起きて日光を浴びるだけで、睡眠ホルモンであるメラトニンの分泌を抑制することができ、睡眠欲求が抑えられます。寝室は遮光カーテンにして暗くしましょう。寝室を暗く保つことにより、メラトニンの分泌を促し良眠につながります。朝、起きて日光を浴びると体内時計もリセットできます。また日光は気分を安定させるホルモンで、メラトニンの原料となるセロトニンの産生を促し、日中の活動高め、夜にはメラトニンの分泌が増え、自然とぐっすり睡眠ができるようになります。

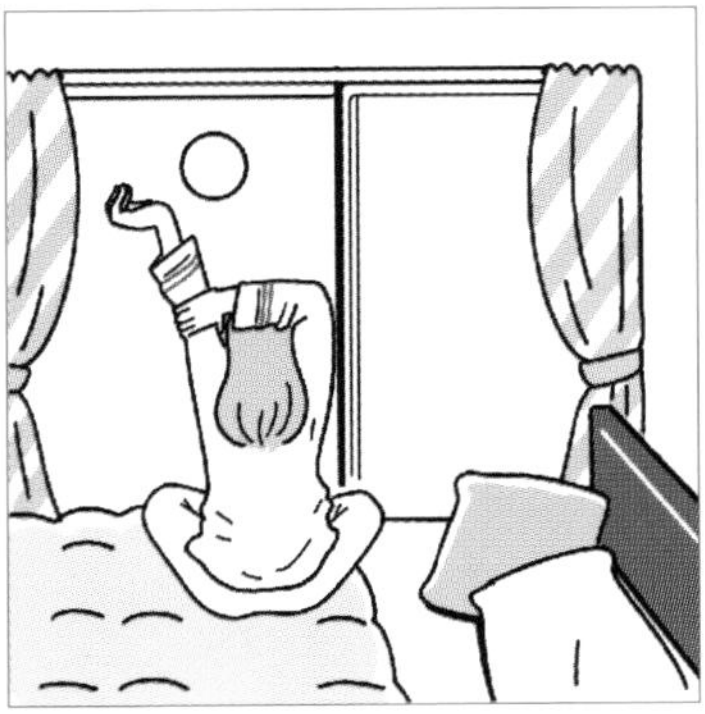

朝、日光を浴びることで、幸せホルモンである「セロトニン」が分泌。夜になれば「セロトニン」は脳の松果体で睡眠ホルモンの「メラトニン」に合成され放出されます。

method

Scense
朝

3　朝食は、咀嚼を意識しながら摂る

Point

- □しっかり咀嚼すると、覚醒効果抜群
- □雑穀米などよく噛んで食べる食材を選ぶ
- □朝食に汁物を摂ると体温が上がり目が覚める

朝飯をしっかり噛んで食べるメリットとは？

きちんと朝食を食べることによって、味覚や脳への刺激で覚醒が促進され、日中活動するためのエネルギーが補給されます。さらには、日光を浴びるのと同様に「体内時計のリセット効果」や「肥満防止効果」、「記憶力アップ効果」など、多くのメリットがあります。

また、主食は白米より雑穀米の方が、栄養素も多く噛む回数が増えるためより効果的です。温かい汁物は体温を上げ、覚醒を促します。

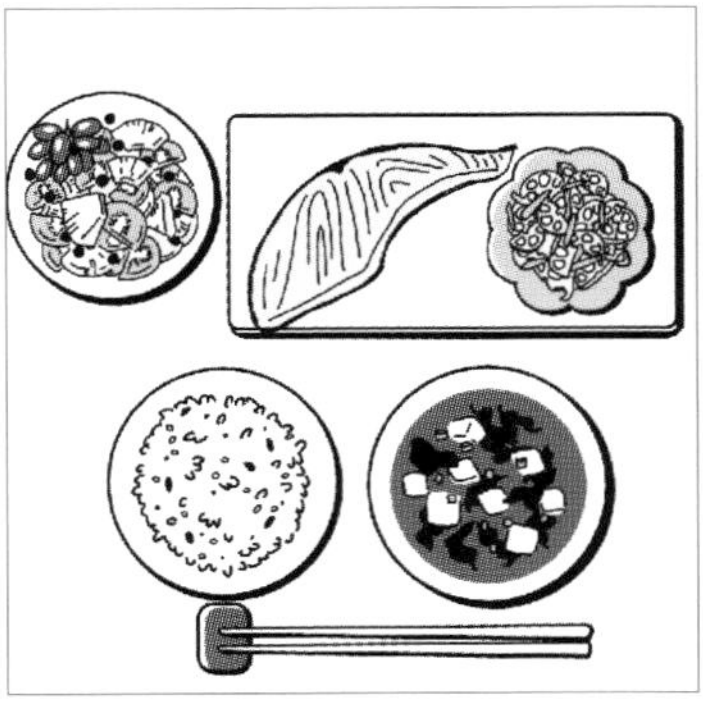

朝ご飯をよく噛んで食べることで、脳への刺激と肥満防止効果が。温かいみそ汁やスープは覚醒を促すのでおすすめです。

method

4　15分～30分程度の仮眠をとる

Scense
朝
昼
夜

Point

□仮眠時間は30分未満
□仮眠をとるなら眠気が高まる15時までに
□寝過ぎると夜眠れなくなるので注意！

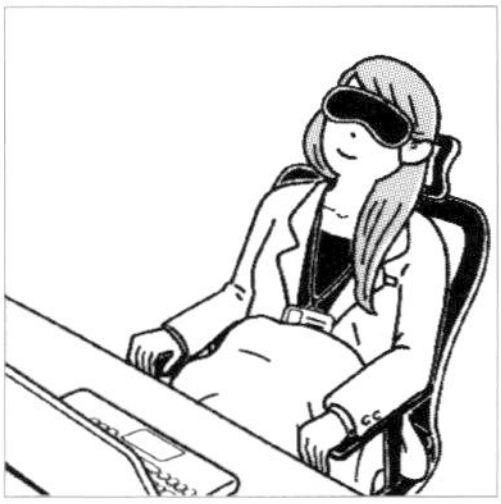

30分未満の仮眠で頭もスッキリ！

昼間の短時間の仮眠で頭がスッキリし、ミスが大幅に減少することがわかっています。仮眠する時間帯は眠気が強くなる14時～15時くらいの間がベスト。寝過ぎると起床後、頭がぼーっとしてパフォーマンスが退化しますので、30分未満が推奨されます。

ベネクス　アイマスク

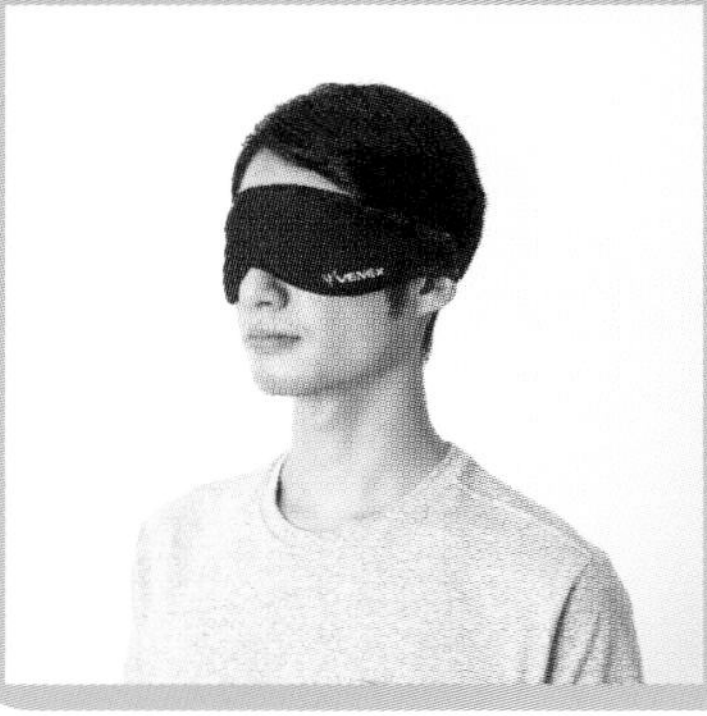

仮眠にピッタリ！寝返りしてもズレにくい

肌触りも良く、目の周りにフィットするので安心して入眠できるアイマスク。耳にかけるタイプではなく、バンドタイプなので寝返りをしてもズレにくいデザインです。自宅やオフィス、移動時間で仮眠するときに、オススメです。

詳しくはこちら→

method 5

冷水で手や顔を洗うと眠気覚ましに！

Scense
朝
昼
夜

Point

- □冷たい水で顔や手を洗う
- □冷たい飲み物を飲む
- □ミントのガムを噛んだりコーヒーを飲む

冷水で皮膚体温を一時的に下げると目が覚める

日中の眠気を打破するためには、リフレッシュ効果のあるミントのガムを噛んだり、覚醒効果のあるカフェイン(コーヒー、紅茶、緑茶など)を摂り入れる方法があります。また即効性を期待するなら、頬や足を軽く叩いたり、冷水で顔や手を洗うのも覚醒スイッチが入るのでオススメです。皮膚体温の低下及び刺激は、眠気の打破や気分転換には有効な方法であるといわれています。眠気がきたら試してみましょう。

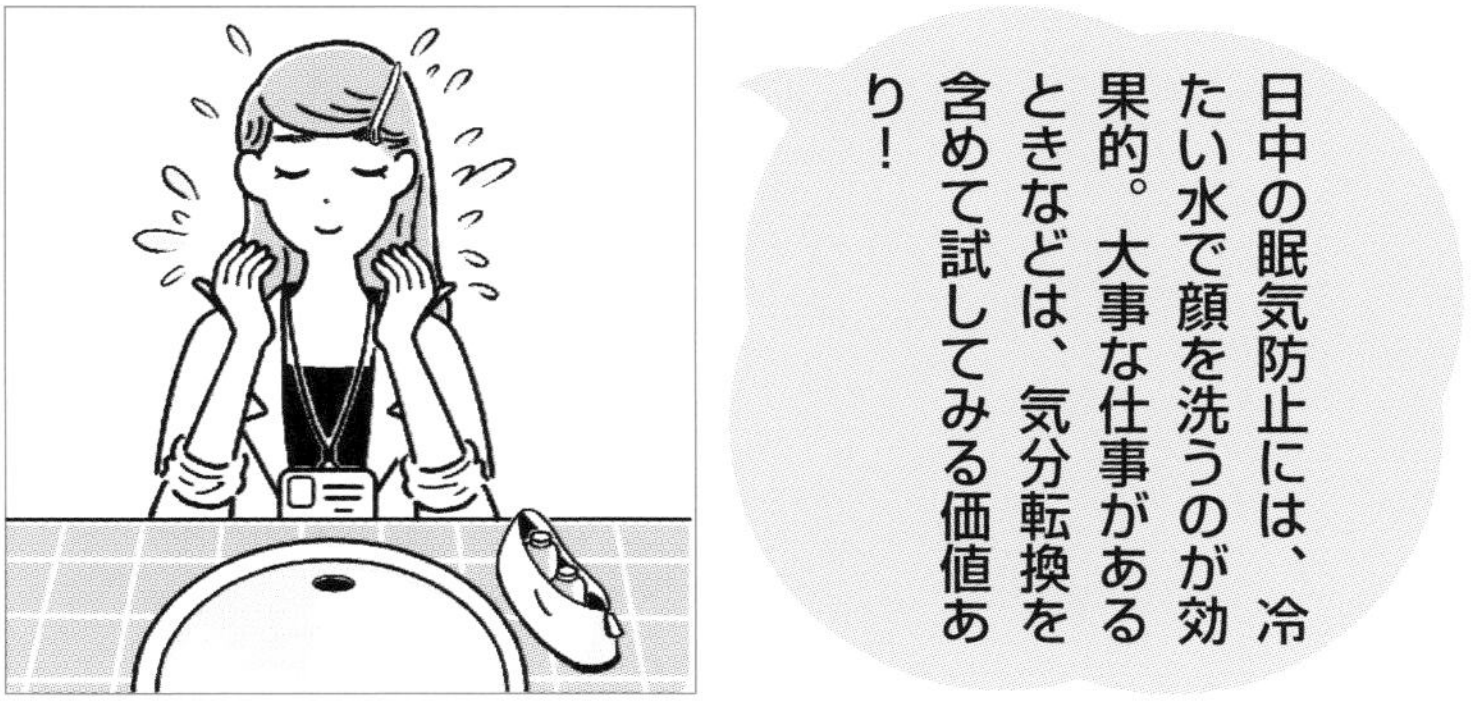

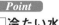

method
6 体を冷やす効果のある、冷やしトマトを食べる

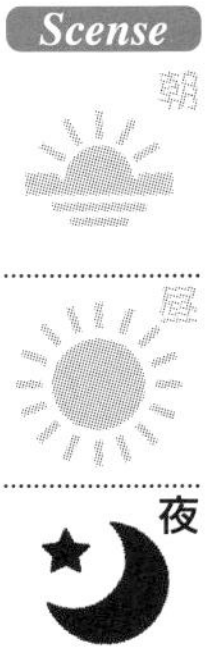

Point

- □よく冷やしたトマトを夕食に食べる
- □白砂糖、蕎麦、蒟蒻、牛乳も効果あり
- □食べ過ぎには注意！

夏野菜の冷やしたトマトは入眠準備に最適

特に熱帯夜でぐっすり睡眠をするためには、体を冷やす効果のある冷やしトマトを食べることをオススメします。体を冷やす性質のある食材を冷やして食べればより体温が下がりやすく、効果が期待できます。ほかには、白砂糖や蕎麦、蒟蒻、牛乳、よく冷えた清涼飲料水やアイスなども体を冷やす効果が。冷やしトマトはあくまでも眠る準備を整えるもの。食べたら眠くなるわけではないので、食べ過ぎには注意。

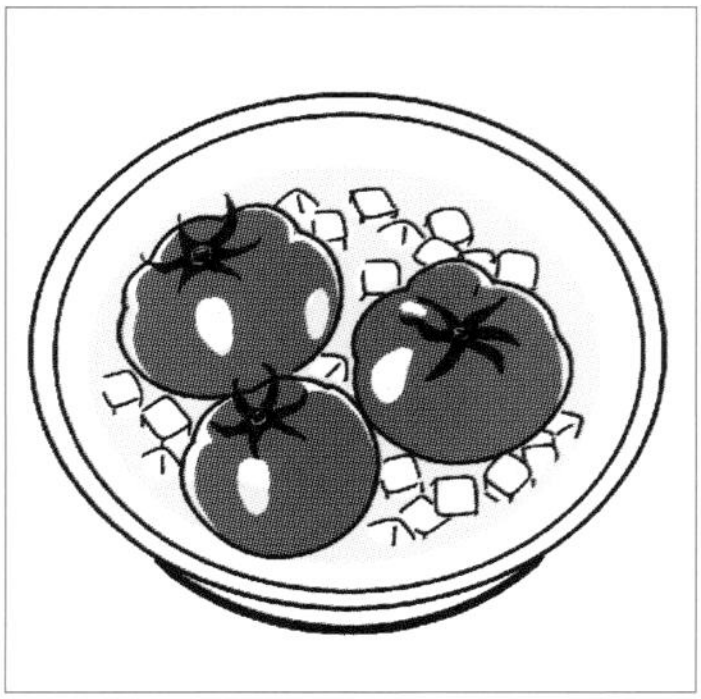

トマトに含まれるカリウムには、利尿作用があり、体の中の塩分を排出すると同時に熱も放出します。よって、体温を下げる働きがあるのです。

method 7

入浴タイムで、ぐっすり睡眠の準備をする

Scense

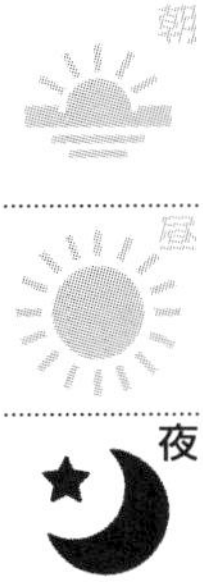

Point

- □入浴は睡眠前の 90 分前にすませる
- □炭酸浴の入浴剤で、深部体温アップ
- □入浴タイムで心も体もデトックス

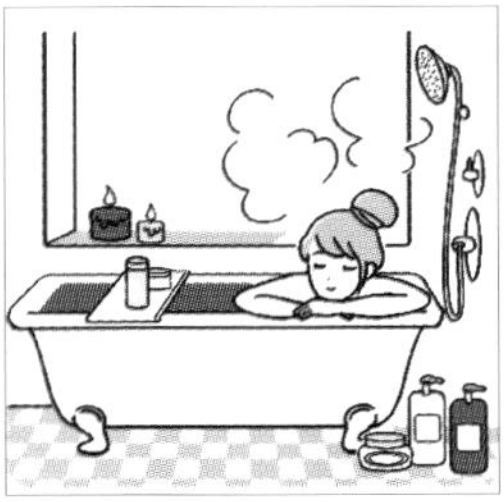

炭酸浴は、寝つきが良くなる！

入浴後は一時的に上がった深部体温が、皮膚から熱放散しながら下がることでぐっすり睡眠できますが、普通浴より炭酸泉の方が深部体温がより大きく上がり・下がります。炭酸泉では、睡眠第一周期のノンレム睡眠の振幅がより大きくなり、深く眠れることがわかっています。

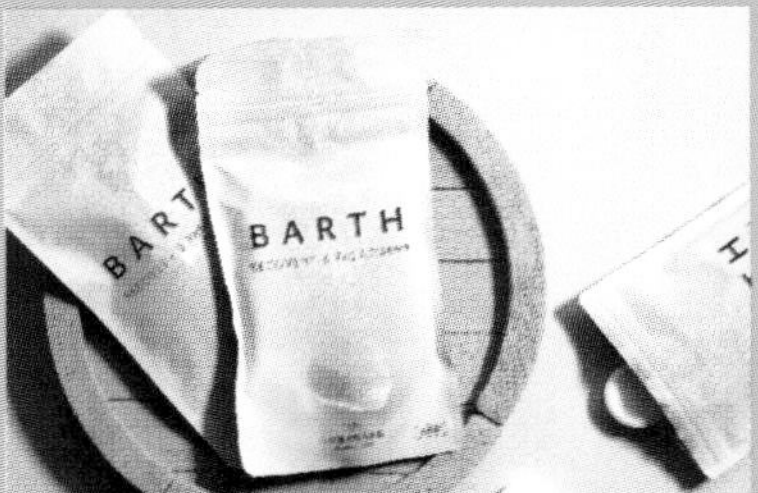

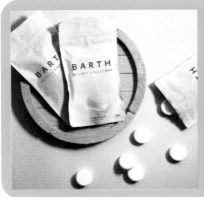

BARTH

「薬用」中性重炭酸入浴剤

シャンパンのようなきめ細かい泡で、体の芯まで温かく

重炭酸の温浴効果で発汗を促し、身体の老廃物を排出します。入眠の約 90 分前に入浴することで、入眠をスムーズにして、ぐっすり睡眠を促すきっかけになります。

詳しくはこちら→

method

8 寝る前にスマホを見過ぎない

Scense

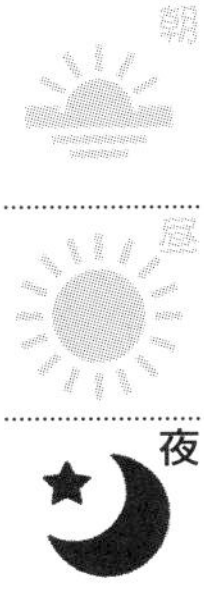

Point

- □寝る前に暗い部屋でスマホを見ない
- □夜遅くまでゲームやパソコンで作業しない
- □寝る前は照明を落として明るくし過ぎない

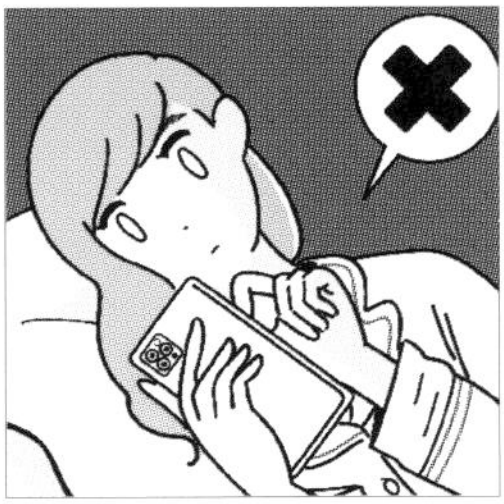

スマホのブルーライトで脳が覚醒モードに

寝る前にスマホを近距離で見続けると、ブルーライトの影響でメラトニン合成が抑えられ、交感神経も刺激して覚醒モードに。布団に入ったら電子機器類を見ないようにして、部屋の照明は暗くすることをオススメします。

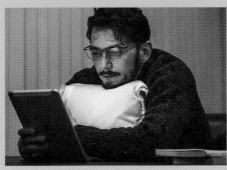

method

9 寝る時間を決めて習慣化する

Scense

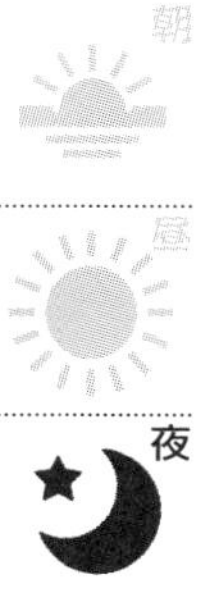

Point

- □不規則な入眠時間では深い睡眠が取れない
- □入眠時間を決めることで睡眠のサイクルが整う
- □習慣化すれば、定時に寝られない日があってもOK

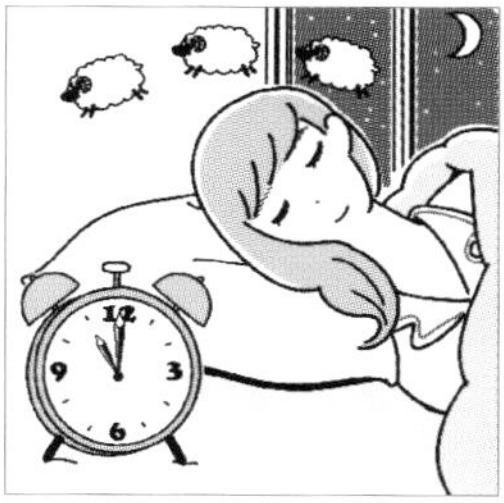

入眠時間を習慣化して睡眠サイクルを整えよう

不規則な睡眠習慣により、なかなか眠れない、疲れが残っているなどの不調がある人は、「入眠定時」を設けるようにしましょう。定時での睡眠の習慣を心がけていれば、たまに寝る時間が遅くなっても、翌日に定時で寝れば大丈夫です。

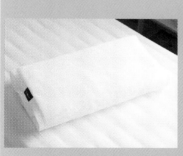

method

10 靴下を脱いで裸足で寝る

Scense

朝

昼

夜

Point

- □足が冷える時は寝るまで靴下を履く
- □足湯をしたり、手足のマッサージをする
- □寝る時は靴下を脱いで、熱を放出させる

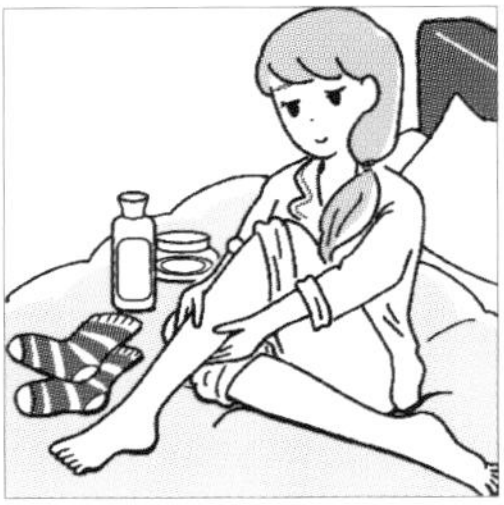

靴下を脱いで熱を逃がすことで、快眠できる

冷え性の改善として、靴下を履くという方法があります。確かに靴下は足元を温めますが､就寝中には靴下をそのまま履き続けないことです。靴下を脱ぐことで熱放散が始まり、深部体温が下がり、入眠準備が整います。

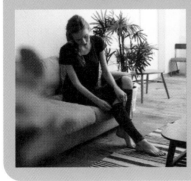

エピローグ

ぐっすり睡眠は、人生最高の味方

ヒトは一生のうち、3分の1は眠っていると言われています。それだけ睡眠は、ヒトにとってなくてはならない休息の時間です。

本書を監修した西野精治先生は、30年以上、睡眠と対峙してきた経験から、「睡眠とは最強の味方であり、敵に回すと最悪な恐ろしい相手」と、語っています。

本書では、西野先生が長年の研究から得てきた、睡眠不足がもたらす心身の不調の原因や、ぐっすり睡眠が心身にもたらすメリットを通じて、快眠へのアプローチ法をお伝えしてきました。

「朝、すっきり目覚められない」
「日中、眠気が襲ってきて頭がボーッとしてしまう」
「疲れているのに、寝つきが悪い」

これらの悩みには、必ず原因があります。それを自分で認識して改善することで、リラックスしながら深くて心地よい眠りを手に入れることができます。

一人ひとり生活のリズムや環境、体質は違いますが、まずは毎朝、カーテンを開けて朝日をしっかり浴びましょう。ぐっすり睡眠を手に入れるためには、朝のスタートが肝心です。

さらに眠りを妨げる寝る前の悪習慣を断ち切りましょう。ぐっすり睡眠は、寝る前の環境づくりもとても重要です。

さらに、アプリと連動したぐっすり睡眠を導くメソッドを、ぜひ活用してみてください。心とカラダにアプローチしたメソッドの数々を実践することで、あなたの睡眠の質は1週間でアップデートされるはずです。

ぐっすり睡眠で、日中のパフォーマンスを向上させ、1日の疲れをスッキリさせることは、ヒトにとって何ものにも代えがたい最高の幸せを手に入れることなのです。

さあ、今日から、あなたもぐっすり睡眠を手に入れて、心もカラダも軽やかに生き生きと毎日を過ごしていきましょう‼

ブレインスリープからのお礼

日本は世界一の睡眠不足の国であることは本書でも述べましたが、働き方が多様化していることで逆に睡眠時間が削られており、コロナウィルスの影響で精神的に不安で眠れないなど、睡眠不足における課題は十人十色です。

株式会社ブレインスリープは、2019年5月に設立したのでまだ約1年半と歴史の浅いベンチャー企業ですが、世の中の「睡眠のあり方」を正しい情報をもとに本気で変えていきたいと思っております。

世の中の健康志向が高まってきていることから、運動や食事に投資する人は増えてきていますが、肝心な「睡眠」に投資している人はまだまだ多くないのが現状です。

睡眠の質を高めることは決して特別なことではなく、全人類が求める当たり前のことです。我々はこの「睡眠への投資」を、当たり前の文化にしていきたいと考えます。そのキッカケとなるように、睡眠に関するプロダクトやサービスを開発して〝最高の睡眠〟をギフトして参ります。

本書を監修頂いたスタンフォード大学の西野教授、ならびに7daysメソッドで、専門的なコンテンツをご提供してくださった株式会社BeatFit様には心よりお礼申し上げます。

またゴマブックス株式会社様及び本書の編集に携わった方々には大変お世話になりました。深くお礼申し上げます。

発刊まで時間がかかりましたが、皆様のお力がなければ本書は完成しませんでした。

ブレインスリープは、これからも睡眠に関する正しい情報を一人でも多くの人に届けるために精進して参ります。

本書を通じて、読者の皆様に〝最高の睡眠〟をギフトできていることを願っております。

最高の睡眠で、最幸の人生を。

株式会社ブレインスリープ
睡眠専門WEBメディア「SleepediA」　編集長　藤平直樹
主任研究員　長田康孝

【監修者】

西野精治

1955年生まれ。大阪府出身。

1987年、当時在籍していた大阪医科大学大学院からスタンフォード大学医学部精神科睡眠研究所に留学。突然眠りに落ちてしまう過眠症「ナルコレプシー」の原因究明に全力を注ぐ。

1999年にグループの中心としてイヌの家族性ナルコレプシーにおける原因遺伝子を発見し、翌2000年にはヒトのナルコレプシーの主たる発生メカニズムを突き止めた。

2005年にスタンフォード大学睡眠生体リズム研究所（SCNL）所長に就任。睡眠・覚醒のメカニズムを、分子・遺伝子レベルから個体レベルまでの幅広い視野で研究している。「睡眠の謎を解き明かして社会に還元する」を最重要課題としている。

2016年より一般社団法人良質睡眠研究機構の代表理事に就任。科学分野の人材育成への思いから、大阪教育大学附属高等学校天王寺校舎北米支部同窓会会長も務めている。

2019年5月、自身が代表を務める株式会社ブレインスリープを設立。

7日間で手に入れる
スタンフォード式　ぐっすり睡眠

2021年2月10日　初版第1刷発行

監　　修／西野精治
企　　画／株式会社ブレインスリープ
協　　力／株式会社 BeatFit
発 行 者／赤井　仁
発 行 所／ゴマブックス株式会社
〒106-0032
東京都港区六本木三丁目16番26号
ハリファックスビル8階
印刷・製本／日本ハイコム株式会社
編 集 協 力／株式会社 FIX JAPAN
D　T　P／平林隆一郎

ISBN978-4-8149-2245-1